视频讲透

黄帝内经

二十四节气

马寅中 ◎ 主编

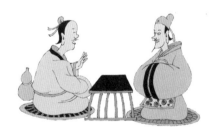

世界图书出版公司

图书在版编目（CIP）数据

视频讲透黄帝内经.二十四节气 / 马寅中主编. --
北京 : 世界图书出版公司, 2022.8
ISBN 978-7-5192-9740-4

Ⅰ.①视… Ⅱ.①马… Ⅲ.①《内经》—养生（中医
）Ⅳ.① R221

中国版本图书馆 CIP 数据核字 (2022) 第 160695 号

书　　　名	视频讲透黄帝内经.二十四节气
（汉语拼音）	SHIPIN JIANGTOU HUANGDINEIJING. ERSHISI JIEQI
主　　　编	马寅中
总 策 划	吴 迪
责 任 编 辑	韩 捷
装 帧 设 计	夕阳红
出 版 发 行	世界图书出版公司长春有限公司
地　　　址	吉林省长春市春城大街 789 号
邮　　　编	130062
电　　　话	0431-86805559（发行）　0431-86805562（编辑）
网　　　址	http://www.wpcdb.com.cn
邮　　　箱	DBSJ@163.com
经　　　销	各地新华书店
印　　　刷	唐山富达印务有限公司
开　　　本	787 mm×1092 mm　1/16
印　　　张	18
字　　　数	343 千字
印　　　数	1—5 000
版　　　次	2023 年 1 月第 1 版　　2023 年 1 月第 1 次印刷
国 际 书 号	ISBN 978-7-5192-9740-4
定　　　价	128.00 元

天人合一，顺时养生

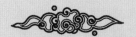

　　"春雨惊春清谷天，夏满芒夏暑相连。秋处露秋寒霜降，冬雪雪冬小大寒。"这是我国古代劳动人民在长期的生产和生活实践中总结出来的二十四节气歌诀。生命如花，人的身体就像是一朵顺应自然而春开夏放、秋谢冬衰的花朵。面对自然衰老，人们无法抗拒面对各种可能的侵袭，客观来说，也不是每一次、每个人都能幸运躲避的。但是，这并非说人不能有所作为。一个人如果能顺应自然，遵循自然变化的规律，做到起居有常，劳逸结合，使生命过程的节奏随着时间、空间和四时气候的改变而进行调整，就能使其达到健运脾胃，调养后天，延年益寿的目的。

　　《黄帝内经》以"天人合一"的养生理念为准则，倡导"夫四时阴阳者，万物之根本也，所以圣人春夏养阳，秋冬养阴，以从其根，故与万物沉浮于生长之门，逆其根则伐其本，坏其真矣"。此乃古人对四时调摄之宗旨，告诫人们要顺应四时养生，遵循自然界循序渐进的变化过程，在由内到外的精心保养中，让体质得以增强，让疾病得以预防，让生命得以颐养。

　　本书从一年四季调养的角度出发，脉络清晰、内容翔实地解析各个季节的不同气候特点及其易发、多发疾病，从养、治的角度对各个季节特点进行养生总则说明，还涉及经络与穴位养生、中药养生、情志养生、运动养生等方方面面的内容，为您构建一个综合的保健体系。

此版《视频讲透黄帝内经·二十四节气》，不禁眼前一亮，令人望而却步的经典一下子活跃起来，读经典养生变成了轻松愉悦的消遣。因为在古代但凡一个读书之人，对中医学的养生思想往往都能心领神会，而当今，由于语言的变迁和知识结构的变化，能够领悟中医巨著《黄帝内经》的精髓更是寥寥无几，更不要说老百姓了。而本书巧妙地汲取了传统中医名著《黄帝内经》的精髓，并从独特新颖的视角，结合精美生动的漫画图解，以精悍的文字诠释了古人四季养生的规律，将大美中医的养生理念，变成人人都能轻触践行的一种日常生活，真是尤为可贵！

目 录

春

立春 蛰虫始振多养肝

立春三候 …………………………………………… 3

第1节 春风吹又生，
　　　 保健应顺着春阳之气 ………………… 4

第2节 养肝助生发，
　　　 防阳气郁积致"上火" ………………… 8

第3节 头痛发热伤于风，
　　　 按摩食疗得健康 …………………… 10

第4节 立春水痘发病高，
　　　 清热解毒是关键 …………………… 12

雨水 冰雪皆散需调脾

雨水三候 ………………………………………… 15

第1节 早春"捂一捂"，
　　　 有量也有度 ………………………… 16

第2节 雨水湿气重，
　　　 粥养脾胃最得当 …………………… 18

第3节 感冒别发愁，古方解你忧 …… 24

第4节 补肾兼健脾，五更不再泻 …… 26

第5节 亥时睡眠养三焦 …………………… 28

惊蛰 春雷一声话补阳

惊蛰三候 ………………………………………… 30

第1节 春天肝当令，
　　　 惊蛰护肝正当时 …………………… 32

第2节 惊蛰病毒正出动，
　　　 灭毒消病真轻松 …………………… 35

第3节 治疗肋间神经痛，
　　　 推搓两胁最见效 …………………… 38

第4节 二月惊蛰宜春练 …………………… 40

春分 阴阳相半平阴阳

春分三候 ………………………………………… 43

第1节 春分防旧病，
　　　 补虚泄实求平衡 …………………… 44

第2节 春分性欲旺，房事当有度 …… 46

第3节 春季眼病高发的原因 …………… 47

第4节 背痛足凉，
　　　 补足阳气方暖身 …………………… 49

清明 气清景明防过敏

清明三候 ………………………………………… 53

第1节 清明百花香，
　　　 过敏也来凑热闹 …………………… 54

第2节 高血压复发，
　　　 调畅肝肾可减压 …………………… 57

第3节 焦躁常叹气，
　　　 气郁不顺惹的祸 …………………… 61

第4节 春来困不醒，提神有妙招 …… 64

谷雨 布谷歌唱治疼痛

谷雨三候 ………………………………………… 67

第1节 三月百虫出动，
　　　 风热感冒也流行 …………………… 68

第2节 按摩结合食疗，
　　　 胸闷气短化乌有 …………………… 70

第3节 对付神经痛，
　　　 祛风除湿为原则 …………………… 74

第4节 走出情绪低谷，
　　　 与春季抑郁说再见 …………………… 77

夏

立夏 天地气交宁心神

立夏三候·············**83**

第1节 夏季心火旺，
　　　养心败火最关键 ···········84

第2节 调理疰夏，要滋补脾胃 ·····90

第3节 "蚂蚁窝"痒上手，
　　　祛除湿热不放松 ···········91

第4节 "手少阴式"，
　　　让你安眠到天亮 ···········93

小满 小得盈满调风疹

小满三候·············**95**

第1节 小满湿热重，
　　　当心风疹找上门 ···········96

第2节 夏季人体多内热，
　　　千金难买六月泻 ··········100

第3节 会吃会喝精神足，
　　　汤水先行保脾胃 ··········104

第4节 小满养生要点 ··········107

第5节 小满应升清降浊 ········109

芒种 反舌无声话清补

芒种三候·············**111**

第1节 芒种时节，
　　　祛湿保健最忙碌 ··········112

第2节 午时眯一会儿，
　　　不怕"夏打盹儿" ··········114

第3节 "端午粽"中话温补 ······116

第4节 防治空调病，
　　　多备藿香正气水 ··········120

夏至 滋阴润肺不能歇

夏至三候·············**123**

第1节 中医解读"滋阴润肺" ·····124

第2节 警惕"热中风"，
　　　祛暑降温不放松 ··········126

第3节 痱子恼人，消除暑热痱毒 ···128

第4节 头顶烈日，
　　　选对食物身无恙 ··········130

第5节 治疗夏至失眠的好汤品 ···131

小暑 蟋蟀居宇除烦热

小暑三候·············**133**

第1节 小暑温风至，
　　　谨防暑湿致水肿 ··········134

第2节 减苦增辛，
　　　小暑莫忘养肺气 ··········136

第3节 夏季多汗不正常，
　　　多管齐下解忧患 ··········138

第4节 防治情绪中暑，
　　　心病还需心药医 ··········140

大暑 腐草为萤治冬病

大暑三候·············**143**

第1节 三伏最热天，防暑不怠慢 ····144

第2节 大暑湿气重，当心起足癣 ···147

第3节 为避宫寒祸害，
　　　切记夏天勿贪凉 ··········149

第4节 大暑阳气盛，
　　　冬病莫过夏来治 ··········151

秋

立秋 风凉蝉鸣话养肺

立秋三候·····························**155**

第1节 立秋暑未消，脾胃要护牢 ·····156

第2节 口干舌燥，

叩齿生津防"上火" ···········159

第3节 疏通膀胱经，

肩背不再疼痛 ···············160

第4节 遭遇"秋老虎"，

体弱者防"阴暑" ···········161

处暑 天地始肃说睡眠

处暑三候·····························**163**

第1节 谷到处暑黄，

祛除湿热保健康 ·············164

第2节 早卧早起，

科学睡眠防秋困 ·············166

第3节 秋高气爽，

孕育健康小宝宝 ·············167

白露 群鸟养羞话补泻

白露三候·····························**169**

第1节 白露勿露身，

严防着凉泻肚 ···············170

第2节 饮食宜温平，

科学进补有原则 ·············171

第3节 秋天鼻炎闹，

健鼻方法早知道 ·············172

第4节 头足不"秋冻"，

薄衣御寒有讲究 ·············174

秋分 蛰虫坯户防着凉

秋分三候·····························**177**

第1节 谨防支气管炎，

切莫掉以轻心 ···············178

第2节 燥气当头咳不停，

食物镇咳解您忧 ·············183

第3节 皮肤干燥瘙痒，

调理从护肺开始 ·············187

第4节 解除便秘不用愁，

食疗按摩显身手 ·············188

寒露 鸿雁来宾藏阴精

寒露三候·····························**191**

第1节 天凉露水重，

警惕心脑血管病 ·············192

第2节 夜夜把足洗，

肾好不遭寒气袭 ·············194

第3节 寒露燥气不减，

莫让秀发去无踪 ·············196

第4节 重阳登高解秋郁，

秋风送爽宜出游 ·············198

霜降 草木黄落话平补

霜降三候·····························**201**

第1节 霜降进补，

调养脾胃是关键 ·············202

第2节 哮喘"拉风箱"，

御寒保暖有讲究 ·············204

第3节 霜降一过百草枯，

保腰护腹要知足 ·············206

第4节 敲打肝经勤锻炼，

将老寒腿拒之门外 ·········208

冬

立冬 天寒地冻话厚补

立冬三候……………………215
第1节 冬三月，此谓闭藏…………216
第2节 立冬补身，
南北进补大不同…………218
第3节 老年人养阳护阳，
预防突发疾病…………220
第4节 肺虚咳喘闹不停，
辨证治疗最见效…………222

小雪 虹藏不见话抑郁

小雪三候……………………225
第1节 小雪温补肾阳，
确保来年阳气足…………226
第2节 气血双补，
"三红汤"最得当…………228
第3节 远离抑郁，
别让天气左右心情…………230
第4节 温补防内火，
多食降气食物…………232

大雪 鹖鴠不鸣话壮阳

大雪三候……………………235
第1节 大雪白茫茫，补肾第一桩…………236
第2节 严防风寒别松懈，
帽子围巾别离身…………238
第3节 元气不足身体虚，
羊肉韭菜如神医…………240

冬至 阳气回升话素养

冬至三候……………………243
第1节 保暖做到位，
摆脱慢性支气管炎…………244
第2节 手足发冷不用愁，
偏寒体质宜温补…………248
第3节 鼻腔干燥暖气病，
温补肾阳有妙招…………250

小寒 阴极养生酷小寒

小寒三候……………………253
第1节 小寒冰冻天，
打响"保胃"攻坚战…………254
第2节 三九病患多，
须"三藏三补"…………256
第3节 关节疼痛最难熬，
调肾构筑防寒墙…………258
第4节 痔疾复发苦难言，
巧用偏方笑欢颜…………260

大寒 水泽腹坚补阴阳

大寒三候……………………263
第1节 大寒进补有要领，
阴阳并补在其中…………264
第2节 滋阴润肺除恶燥，
莫让鼻血哗哗流…………266
第3节 冬季腰痛突加剧，
抖肾就能保健康…………268

附录

二十四节气导引坐功……………………272

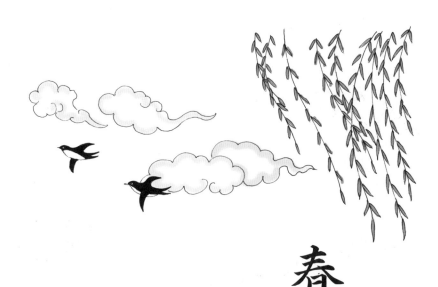

春

春三月，此谓发陈，天地俱生，万物以荣；夜卧早起，广步于庭，被发缓形，以使志生；生而勿杀，予而勿夺；赏而勿罚，此春气之应，养生之道也。逆之则伤肝，夏为寒变，奉长者少。

——《素问·四气调神大论》

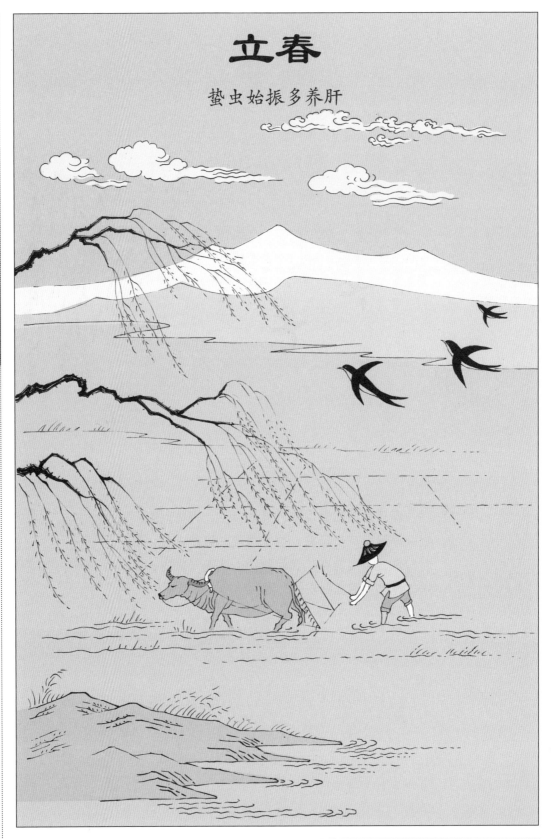

立春

蛰虫始振多养肝

每年的2月4日，太阳到达黄经315°时，即为立春。立春养生自然要顺应阳气的生发，从而为新的一年打响健康第一枪。

立春三候

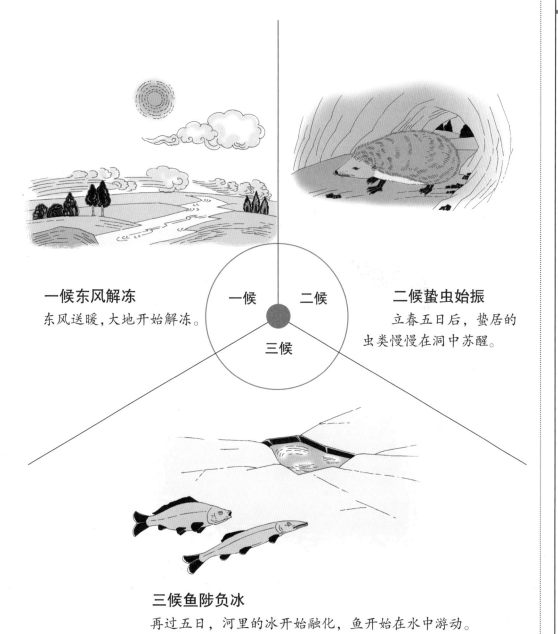

一候东风解冻
东风送暖，大地开始解冻。

二候蛰虫始振
立春五日后，蛰居的虫类慢慢在洞中苏醒。

一候　二候

三候

三候鱼陟负冰
再过五日，河里的冰开始融化，鱼开始在水中游动。

第 ① 节

春风吹又生，保健应顺着春阳之气

立春吃芽，助肝生发

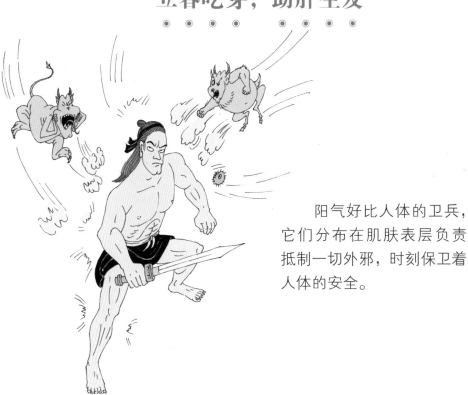

阳气好比人体的卫兵，它们分布在肌肤表层负责抵制一切外邪，时刻保卫着人体的安全。

如果体内阳气不足，就会出现生理活动减弱和衰退，导致身体御寒能力下降。

《黄帝内经·素问》记载"阳者卫外而为固也"，就是指人体有抵御外邪的能力，这种能力就是阳气。在养生保健方面，人们也要与大自然生发的春气相呼应，也要扶阳气、助生发，与之前的冬季闭藏区别对待。

《素问·脏气法时论》说："肝主春……肝苦急，急食甘以缓之……肝欲散，急食辛以散之，用辛补之，酸泻之。"春季饮食应适量摄取葱、蒜等生发之物，而不宜吃太多的酸收之味。

省酸增甘，以养脾气

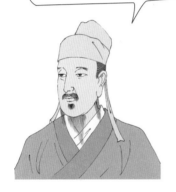

"安生之本，必资于食……不知食宜者，不足以生存也……故食能排邪而安脏腑。"

唐代名医孙思邈

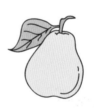

我们味甘性凉，可解体内郁热。我们的同伴还有香蕉或干果柿饼之类的。

新鲜水果，虽有清热、生津解渴作用，但大多味酸而不宜在立春多食。

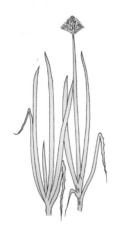

我们味辛性温，既可疏散风寒，又能温补阳气，而且还能抑杀潮湿环境下滋生的病菌。

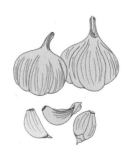

立春时节，为了使体内的阳气逐渐旺盛起来，应多吃些大蒜、洋葱、魔芋、芥菜、香菜等食物。

立春吃芽，助肝生发

《黄帝内经》把万物发芽的姿态不叫发新而叫作发陈，是因为这些植物的嫩芽具有将植物陈积物质发散掉的功效。如果人体的阳气发散不出来，可借助这些芽的力量来帮助发散。

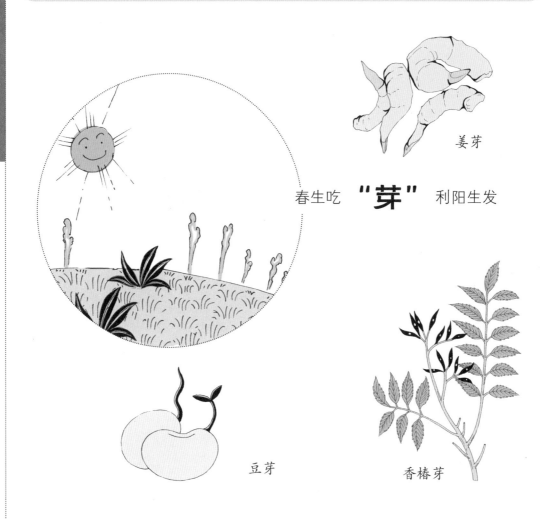

姜芽

春生吃 "芽" 利阳生发

豆芽

香椿芽

立春吃芽菜切记两条规则：一是少放醋或不放醋；二是少放肉或不放肉。常见的芽菜有豆芽、香椿芽、姜芽等。

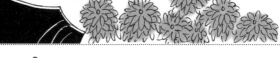

调养精神，宣达春阳

日常生活中，我们要戒除忧郁的感伤情怀，勿为一些鸡毛蒜皮的事就大动肝火发脾气，以免导致肝气血瘀滞不畅而成疾。

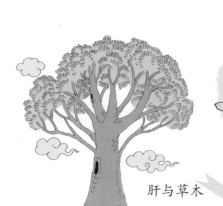

肝与草木

不良情绪

及时疏泄

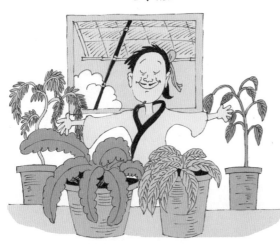

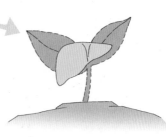

皆喜条达而恶抑郁

不良情绪及时疏泄。肝与草木相似，具有"喜条达而恶抑郁"的特点，即喜欢不受约束地生长，不喜欢受压抑。

除进行科学的饮食调养外，保持雅致舒坦的心境，对宣达春阳之气十分有益。因此，春季养生的重点就是力戒暴怒，经常保持乐观的情绪，做到起居有常、娱乐有度、劳逸结合。

养肝助生发，防阳气郁积致"上火"

春属木，与肝相应

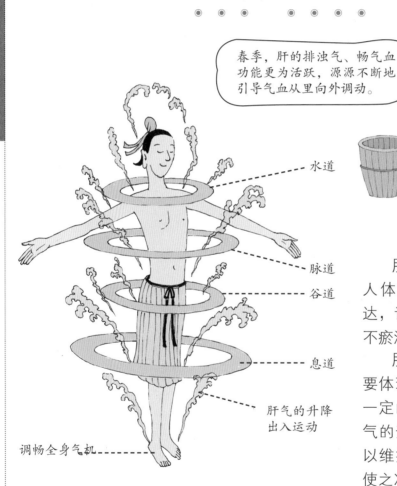

春季，肝的排浊气、畅气血功能更为活跃，源源不断地引导气血从里向外调动。

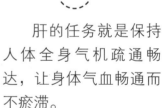

肝脏

血

水道

脉道

谷道

息道

肝气的升降出入运动

调畅全身气机

肝的任务就是保持人体全身气机疏通畅达，让身体气血畅通而不瘀滞。

肝的藏血功能，主要体现于肝内必须贮存一定的血量，以制约阳气的升腾，勿使过亢，以维护肝的疏泄功能，使之冲和条达。

春天不仅百草生长得快，人体的新陈代谢也很旺盛，阳气升发，与春之阳气相应，故历代养生家提出了"春宜养阳"之说。中医学认为，肝属木，与春相应，主升发，因而春天养阳，重在养肝。

中医解读"上火"

由于春季气候多风，人感到暖和的时候，气血趋于体表，一旦风速很大，人感觉寒冷的时候，气血又像被轰炸一般"逃"回内脏，在这种来回"奔波"中，肝的疏泄功能失常，太多的身体邪气无法及时排解出去，就会郁积成火。

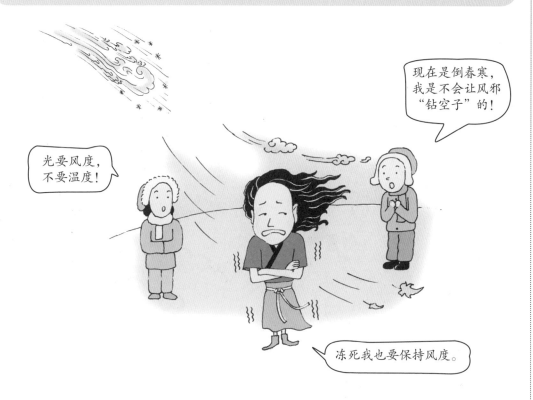

初春时节气温有所回升，但倒春寒时常来袭，此时人体犹如刚发芽的幼苗，气血外走，毛孔逐步开放。如果穿得少了，一旦遭遇寒凉的侵袭，毛孔就自动闭合，体内的阳气得不到发散，以致产生"阳气郁积"的现象。

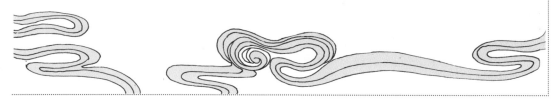

头痛发热伤于风，按摩食疗得健康

风邪盛行，百病之源

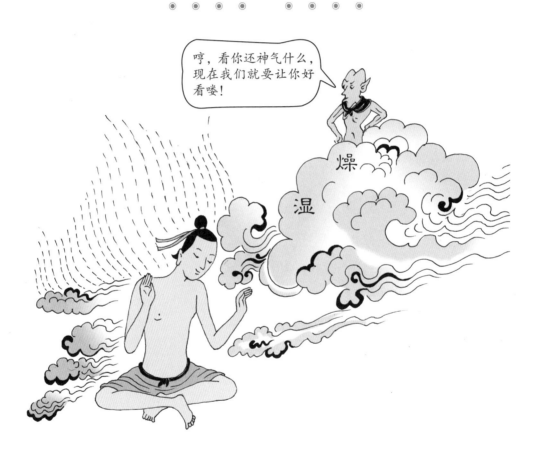

《黄帝内经》中说："风者，百病之长也。"在六淫病邪中，风是致病的首要因素。春季风邪盛行，常与其他邪气并道而行。例如，与寒同行称为"风寒"，与热同行称为"风热"，与湿同行称为"风湿"，共同侵袭人体健康防护线。

勤梳头，祛风明目

立春过后，气温虽有了一定的回升，但寒温变化反复无常，大风常至。尤其是在北方，冷空气还是占据着主导地位，甚至有的年份还会有强冷空气向南侵袭，造成较大范围的雨雪、大风和降温天气。在这种天气状况下，一旦让风邪"钻空子"，外风引起内风，就会引起肝气亢盛，出现头痛、发热、恶风、咳嗽、气喘等症状。

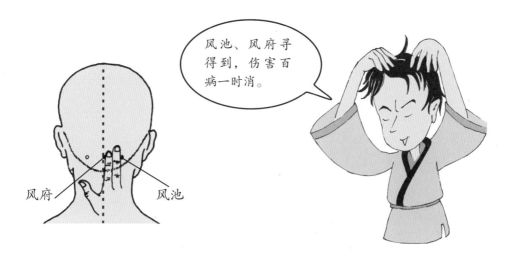

风池、风府寻得到，伤害百病一时消。

风府　　风池

《圣济总录·神仙导引》记载："梳欲得多，多则祛风，血液不滞，发根常坚。"意思是说，梳头能将风邪"拒之门外"。之所以如此，还得归功于人脑后面的风府穴、风池穴。因为脑部最薄弱的受邪之地，风池穴、风府穴是风邪侵入人体的重要门户。经常梳头，能刺激到这两个穴位，达到通畅气血、让风邪绕道而行的目的。

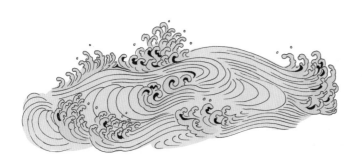

风池：本穴在脑后，与风府相平。为风邪入脑之冲。池，喻水之汇贮也。此为风之所汇，故曰"风池"。

第 **4** 节

立春水痘发病高，清热解毒是关键

中医解读水痘

如果发现患儿有高热不退、呕吐、嗜睡等症状，一定要及时请医生诊治，以免并发病毒性肺炎、脑炎，甚至败血症。此外，孕妇因其体质特殊也会感染水痘，对于这种情况，不能只在家里护理，应该及时去医院诊治，以免伤及胎儿。

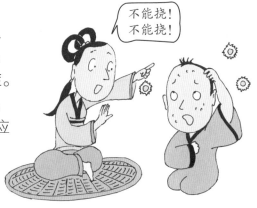

风为春令主气，与肝木相应。风邪为病，其病证范围较广，变化为快。其具体特点为：遍及全身，无处不至，上至头部，下至足膝，外而皮肤，内而脏腑。

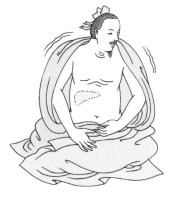

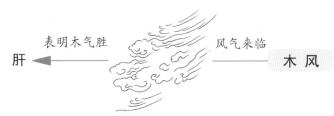

肝 ← 表明木气胜 —— 风气来临 —— 木风

中医学认为，立春过后，气温回暖，热邪与风邪"狼狈为奸"，形成风热入侵人体。再加上细菌、病毒也会在春季"复苏"，所以，水痘病毒也会随风而来，乘虚而入。而人体一旦受到病毒袭击，首先做出反应的是身为"肺之门户"的口鼻，出现发热、咳嗽等症状。进而影响到肺为脾胃疏通运化通道的功能，水湿向外排出的洞口被堵住了，脾胃水湿就会在体内蓄积，表现在肌体上，即为水痘。

水痘的分型论治法

病证	风热轻症	湿热重症
症状表现	发热轻微或无热、咳嗽流涕、痘疹红润、疹子分布稀疏	面红目赤、高热不退、小便短黄、痘疹颜色紫暗且分布密集
治疗原则	疏风清热	解毒祛湿
实用方剂	取金银花10克，甘蔗汁100毫升。将金银花洗净，放入锅中，加水适量，煎煮至滚开，然后弃渣，同甘蔗汁搅拌均匀，即可饮用。每日2~3次	取荸荠粉20克，新鲜马齿苋30克，冰糖适量。将马齿苋洗净，捣烂成汁，然后弃渣；将荸荠粉放入汁液中，加适量冰糖调味，再倒入开水搅拌均匀，即可饮用。每日2~3次
功效描述	金银花有宣散风热、清热解毒之效，而甘蔗汁有滋阴润燥、生津止渴之效。两者合用，不仅口感佳、易吸收，还具有显著的疏风清热效果	马齿苋有解毒疗疮、散血消肿、利水祛湿之效；而荸荠具有清热泻火、凉血解毒、利尿化湿之效。两者合用，不仅甘甜爽口，治疗脾胃虚火内蕴所致的水痘，还能辅助治疗阴虚肺热、咽喉肿痛、肠炎等病证

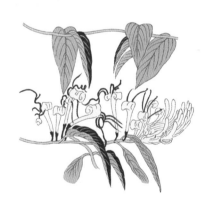
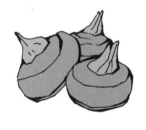

外洗法治水痘

【原料】浮萍15克，苦参、芒硝各30克。

【制作】将以上药物放入药罐，加水适量，煎煮至滚开，然后弃渣，用煎好的水擦洗患处，每日2次。

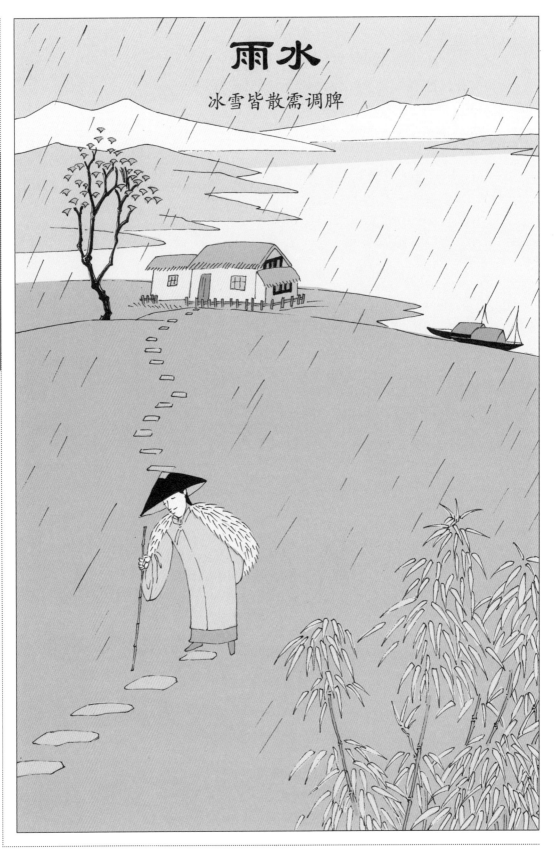

雨水是二十四节气中的第二个节气。每年的正月十五前后（公历2月18–20日），太阳黄经达330°时，是二十四节气的雨水。此时，气温回升、冰雪融化、降水增多，故取名为雨水。

雨水三候

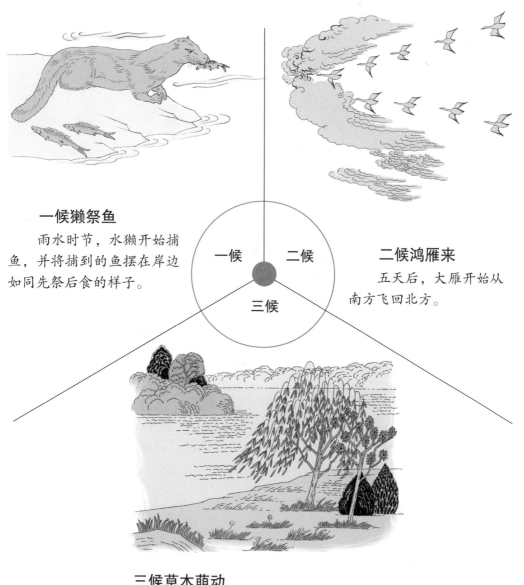

一候獭祭鱼

雨水时节，水獭开始捕鱼，并将捕到的鱼摆在岸边如同先祭后食的样子。

一候　二候

三候

二候鸿雁来

五天后，大雁开始从南方飞回北方。

三候草木萌动

再过五天，草木随大地中阳气的升腾开始发出嫩芽。整个大地渐渐呈现出一派欣欣向荣的景象。

中医视频课

第 **1** 节

早春"捂一捂",有量也有度

雨水前后，注意春捂秋冻

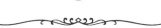

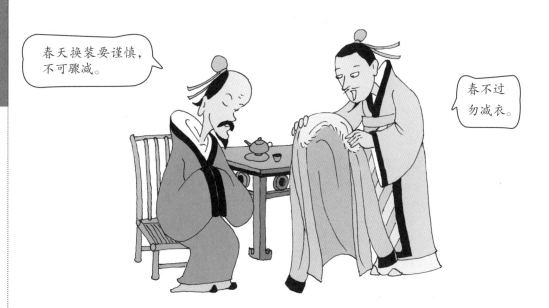

春天换装要谨慎，不可骤减。

春不过勿减衣。

雨水时穿衣原则是"下厚上薄"，这既顺应了春季阳气生发畅达的特点，同时应和了老话"春捂"的原理。

雨水前后，正处于阴退阳长、寒祛热来的转折期，不能过早地减少衣服，应"春捂"一段时间。如果天气一暖和，就将那些棉衣束之高阁，可能在早晚，或者一个倒春寒中，人的健康就随之被耗损。正如《摄生消息论》所说："春季天气寒暖不一，不可顿去棉衣，老年人气弱骨疏，怯风冷，易伤腠理，时备夹衣，温暖易之，一重减一重，不可暴去。"

腿、足部保暖要到位

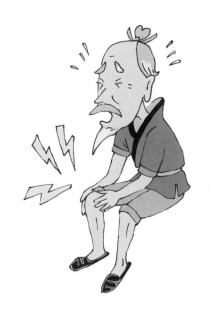

腿部保暖：雨水时节，天气温差比较大，会让老弱病残者，特别是"老寒腿"患者吃不消。做好腿部的保暖，对保证身体健康有重要意义。

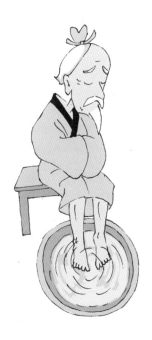

人之足，犹如树之根，人老足先衰，树老根先枯。

春天洗足，升阳固脱；

夏天洗足，暑湿可祛；

秋天洗足，肺润肠濡；

冬天洗足，丹田温灼。

人体是个统一的整体，其脏腑、器官、四肢、百骸相互依存、相互制约和相互关联。对足部进行浸浴和按摩刺激，通过经络传到内脏相关部位，可畅通全身气血，调节各脏腑器官功能，提高机体自我防御及免疫力。

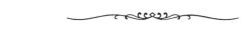

雨水湿气重，粥养脾胃最得当

雨水来临湿气重，当心脾胃受伤害

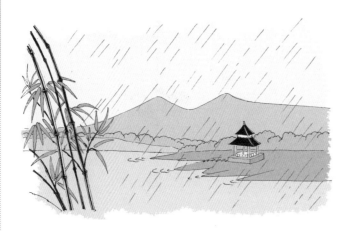

随着雨水节气的到来，春雨绵绵的序幕也即将拉开。杜甫用"好雨知时节，当春乃发生。随风潜入夜，润物细无声"来赞美春雨的及时。

万物的生长都离不开雨水的滋润，但人体在这雨水的长期"滋润"下，不仅浑身会有黏腻感，往往还会出现食欲不振、消化不良、腹泻等症状。

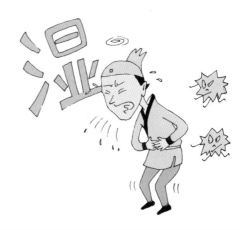

《黄帝内经》说，"春主肝"，肝脏在春季活动比较旺盛。但肝木易克脾土，稍有不慎容易导致损害脾胃。同时，因为降雨的增多，湿气加重，湿邪易困扰脾胃，所以，在这一时期，一定要注意对脾胃的养护，健脾利湿。

湿，万病之源

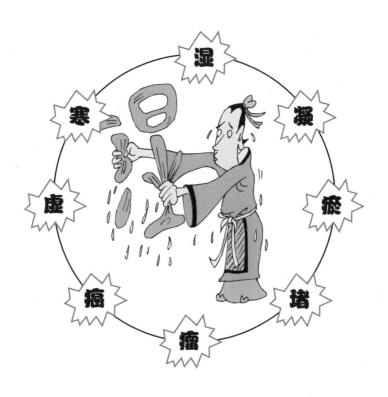

湿气两个最重要的特征

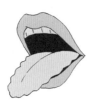

舌头变化：舌头边缘有锯齿。

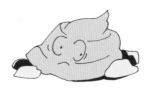

大便形态：溏稀不成形。

元代著名医家李东垣在他的《脾胃论》中记载："真气又名元气，乃先身生之精气，非脾（胃）气不能滋。"并指出："内伤脾胃，百病丛生。"在中医看来，脾（胃）属土，土性敦厚，有生化万物的特性。而雨水时节多雨，"湿气通于脾"，应加强对脾胃的养护，将多余的水分排出体外。

湿气的四个等级

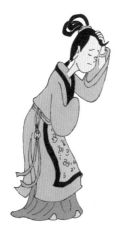

一级湿毒：在表皮。

症状：皮肤瘙痒，长湿疹，头脸油腻、长痘。

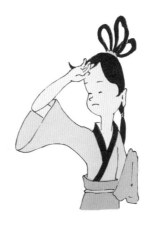

二级湿毒：在肌肉。

症状：酸、困、累、乏，如肩颈肥厚、酸困，腰酸，乏力。

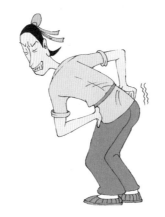

三级湿毒：在骨骼，即骨寒湿，俗称风湿。

症状：肩周炎，肩痛，颈椎劳损，腰痛，风湿性关节炎。

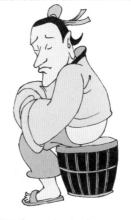

四级湿毒：在脏腑。

症状：脾胃虚弱、便秘、多痰。

中医学认为，"湿气"是引发及恶化疾病的关键。因为环境和饮食习惯、生活习惯等因素，每个人体内都会有不同程度的湿气。湿邪，是现代人健康的最大敌人之一。

若想脾胃安，食粥当为先

食疗方	配方	功效
蒲公英薏苡仁茶	蒲公英根 0.7 克 赤小豆 1.7 克 薏苡仁 0.7 克 淡竹叶 0.2 克 马齿苋 0.1 克 槐米 0.1 克 芡实 0.3 克 绿茶 0.2 克	《本草纲目》中说：蒲公英可泻火除湿，可以改善湿热所导致的恶心、舌苔发黄等问题，对湿热引起的痘痘也有不错的效果 马齿苋味甘酸，入心、肝、脾、大肠经。清热解毒，利水祛湿，散血消肿，除尘杀菌，消炎止痛，止血凉血 薏苡仁入脾，可以健脾除湿，味甘淡，渗利，即利水渗湿，像疏通水道一样将水排走 赤小豆可清热解毒、健脾益胃、利尿消肿、通气除烦
薏苡仁党参粥	薏苡仁 30 克 党参 15 克 大米 200 克	中医学认为，薏苡仁有利水消肿、健脾祛湿、舒筋除痹、清热排脓之效；党参有健脾补肺、益气生津之效，两者合用，能起到"健脾运而不燥，滋胃阴而不湿，润肺而不犯寒凉，养血而不偏滋逆"的作用

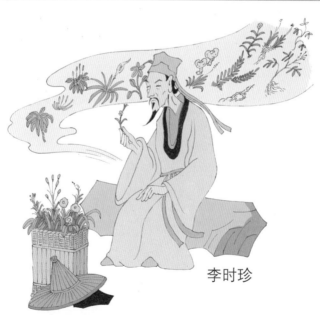

李时珍

《本草纲目》记载："每日起食粥一大碗，空腹虚，谷气便作，所补不细，又极柔腻，与肠胃相得，最为饮食之妙也。"曹雪芹也是极其好粥，在其所著的《红楼梦》中写粥的地方颇多。如健脾养胃的茯苓粥、养心除烦的小麦粥、益气养阴的大枣粥、滋阴固精的胡桃粥等。

安全实用的经络祛湿法

湿气重？按一按这两个穴位，湿气全跑光。一是承山穴，二是足三里穴。

轻轻按压承山穴会有酸胀感，说明体内有湿气；按揉一段时间之后，身体会微微发热，说明湿气已经在散发出去了。

承山穴，在小腿肚下方正中。

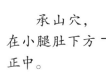

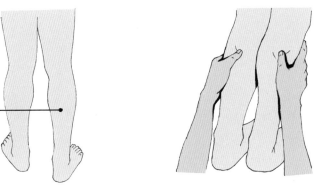

承山穴是人体阳气最盛的经脉的枢纽，所以，它能通过振奋足太阳膀胱经的阳气，排出人体的湿气。

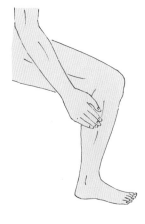

足三里是治脾健胃第一穴。湿气重的人，用手拍打足三里，则会产生酸胀感，时间要达到3分钟以上。

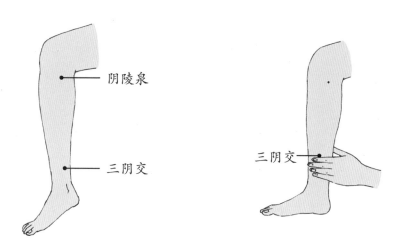

　　脾经上易淤堵的部位为阴陵泉穴。阴陵泉穴属于脾经上健脾利湿、消肿利尿的特别好的穴位。脾经不通、湿气郁结时，按此穴会感觉很痛，要多推揉此穴来打通脾经。每天推推脾经，排湿的"管道"就通了。

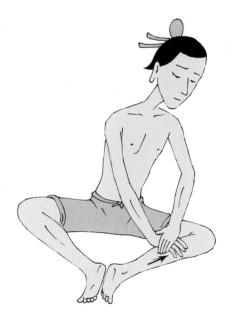

　　记住推时，一定要从三阴交穴往阴陵泉穴的方向推揉，别推反了，要反复推。
　　推的过程中，要去找最痛的点，这个点就是淤堵的部位。把它推到不疼了，这"脾经管道"就打通了。

　　推健脾线祛湿。从三阴交到阴陵泉的这条线就是健脾线。三阴交穴是三条阴经的交叉点，可以调动肝、脾、肾这三条经络的气血以通畅脾经。然后顺着骨缘推到阴陵泉穴，反复地推。

第 **③** 节

感冒别发愁，古方解你忧

雨水时节春风送暖，小心病原微生物"复苏"

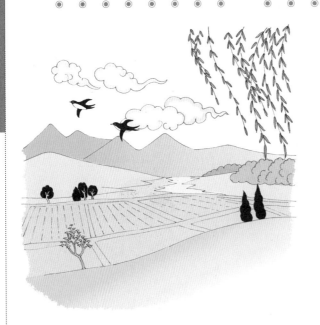

雨水前后，不仅有"春眠不觉晓，处处闻啼鸟"的美丽春景，更有"好雨知时节，当春乃发生"的期待和愉悦。

但春天在送来温暖、雨水的同时，一些病原微生物也会在此"复苏"。人体的免疫系统在面对这些病毒侵害时，难免有疏漏。一旦免疫系统薄弱时，疾病就易趁虚而入。其中，最易发生的疾病就是感冒。

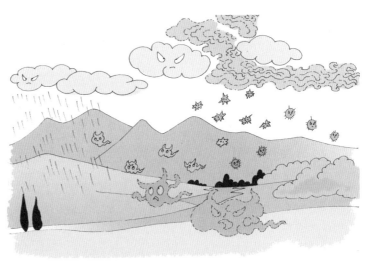

视频讲透黄帝内经·二十四节气

春季感冒，要对症治疗

类型	症状表现	实用方剂
风寒感冒	发热，怕冷，无汗，口渴，周身酸痛，舌质淡、苔薄白	取甘草、独活各10克，羌活、川芎各12克，防风、茯苓各15克，荆芥穗、柴胡、枳壳各128克，水煎服，每日1剂
风热感冒	发热，有汗，口干，咳嗽，舌质红、苔薄黄	取薄荷、荆芥穗各6克，金银花、牛蒡子、板蓝根、连翘各10克，白茅根、芦根各15克，淡竹叶68克，水煎服，每日1剂
暑湿感冒	头重如裹，恶心，欲呕，腹胀，周身乏力，舌质淡、苔厚腻	藿香、佩兰、白芷、陈皮、苏梗、大腹皮、连翘、茯苓、半夏各100克，水煎服，每日1剂

雨水节气保健药膳

猴头菇煲鲜鸡汤

【材料】鸡1只，猴头菇250克，黄芪50克，姜15克，食盐4克，植物油适量。

【功效】具有补脾益气、助消化、抗肿瘤之功效，适用于脾胃虚弱、消化不良、食欲缺乏等患者。

【制作】将鸡内脏去除，洗净剁成块。在锅中放适量油，热后爆姜片，下入鸡块爆炒片刻，倒出。将黄芪洗净，与鸡肉一同放入煲中，放适量清水，大火煲沸后再改小火煲2小时，汤成去黄芪。猴头菇洗净，切成片状放入鸡汤内滚熟，加食盐调味即可。

眉豆花生煲鸡足

【材料】眉豆、花生、猪瘦肉各30克，大枣3枚，陈皮10克，生姜3片，鸡爪8个，冬菇5朵，食盐适量。

【功效】健脾胃且不油腻，具有益气、消肿之功效。

【制作】将眉豆、陈皮、花生洗净后稍浸片刻；鸡爪去皮、甲，洗净切开，沸水焯一下；猪瘦肉洗净，大枣去核。将上述所有备好的材料一起放入瓦煲内，然后加适量清水，大火煲沸后，改小火煲2小时即可。

补肾兼健脾，五更不再泻

中医解读五更泻

到了雨水时节，虽然冷气浸骨的天气渐渐被春日暖阳所替代，冬天的萧瑟和干枯之气，也在潇潇细雨中展现出杨柳轻舞的生气。但天气忽冷忽热、乍暖还寒，一旦保暖不及时或饮食不当，就有可能出现"五更泻"。

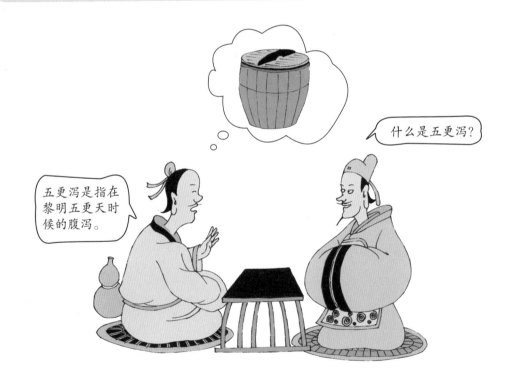

什么是五更泻？

五更泻是指在黎明五更天时候的腹泻。

五更泻多由肾虚引起，所以又有"肾泻"之称。中医学认为，这个时节昼夜温差大，老年人多为肾虚脾弱，运化功能本不如前，再加上五更时分，正值阴气最盛、阳气未复之际，会使虚者更虚，就形成了五更泻。

饮食治疗五更泻

在雨水节气前、中、后三天服用"雨水养生汤"，可调整脏腑气血的微小失衡，对润和脾胃、防止五更泻大有益处。

饮食方	做法	功效
1	取银耳、核桃仁各15克，枸杞子30克，小米适量。依常法煮粥；并于每日上午10:00服用200毫升即可	调整脏腑气血的微小失衡，对润和脾胃、防治五更泻大有益处
2	荔枝5粒，舂米（粳米）一把，合煮粥食，连服3次；配加山药或莲子同煮更佳	荔枝补脾益血、壮阳益气，舂米补中益气。两者合用，能有效治疗脾虚泄泻、阳虚腹泻
3	小米适量，研成粉末，放置锅内，用文火炒至微黄，随即加适量的水和糖煮成糊状，稍冷后服下，每日2-3次	焦米糊具有健脾和胃、补益虚损、祛毒止泻的功效

补肾健脾方

饮食方	做法	功效
莲子大枣汤	莲子、大枣、薏苡仁、淮山药各40克，百合、沙参、芡实、玉竹各20克。洗净入锅，加水煮汤，连汤带渣服食	健脾止泻，滋阴润肺，除烦安神。防治肾虚脾弱所致的腹泻、体虚多汗及夜间口干失眠、梦多等症
胡椒煨鸡蛋	胡椒7粒，鸡蛋1枚。将鸡蛋打一孔，胡椒研为细末，放入蛋中，湿纸封口，蛋壳外用湿白面团包裹3-5毫米厚，放于木炭火中煨熟，去壳，空腹白酒送服。每日3克	益脾胃，补肝肾，散寒温中。防治脾虚所致的慢性腹泻、大便溏稀、失眠梦多、夜尿多等症

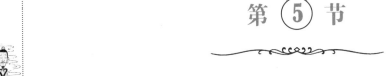

第 ⑤ 节

亥时睡眠养三焦

中医解读五更泻

雨水时节对应手少阳三焦经。从中医角度来讲，手少阳三焦经亥时旺。亥时百脉通，养身养娇容。三焦为六腑中最大的腑，具有主持诸气、疏通水道的作用。人在亥时入睡，百脉可得到最好的休养生息，对身体十分有益处。

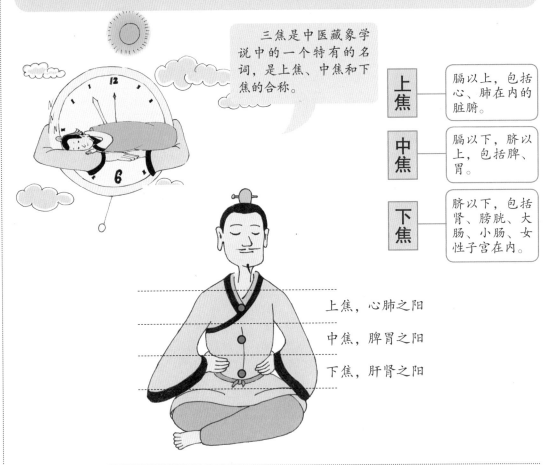

三焦是中医藏象学说中的一个特有的名词，是上焦、中焦和下焦的合称。

上焦	膈以上，包括心、肺在内的脏腑。
中焦	膈以下，脐以上，包括脾、胃。
下焦	脐以下，包括肾、膀胱、大肠、小肠、女性子宫在内。

上焦，心肺之阳

中焦，脾胃之阳

下焦，肝肾之阳

视频讲透黄帝内经·二十四节气

三焦通百脉

亥时,三焦经当令,人只有在进入睡眠的状态下,才能保证均衡地输送和调配元气和水液给各大脏腑。

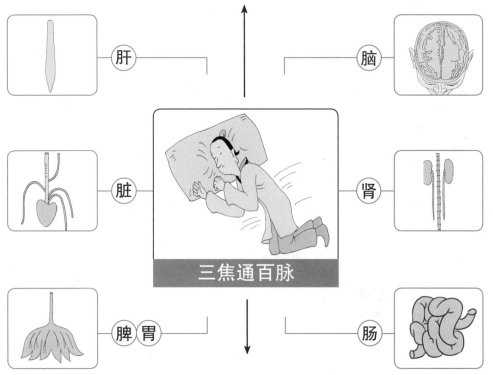

三焦通百脉

如果亥时不睡觉,还在辛劳熬夜,则人体内的精气和血液过于集中某一个脏腑,三焦经分配给其他组织器官的元气和水液就少了。如此在缺"粮"的状况下,就易闹"脾气",长此以往,身体就易生病。

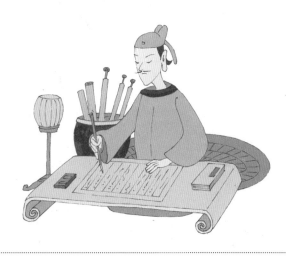

惊蛰

春雷一声话补阳

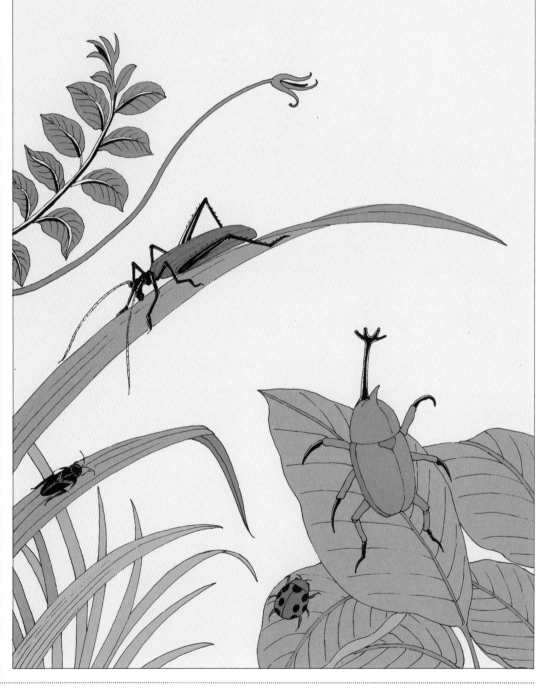

每年的 3 月 6 日，太阳到达黄经 345° 时，即为"惊蛰"。惊蛰时节，应顺应阳气生发的特征，通过饮食、运动等多种方式护肝补阳，将免疫堤防修得更牢固，从而杜绝各类疾病的发生。

惊蛰三候

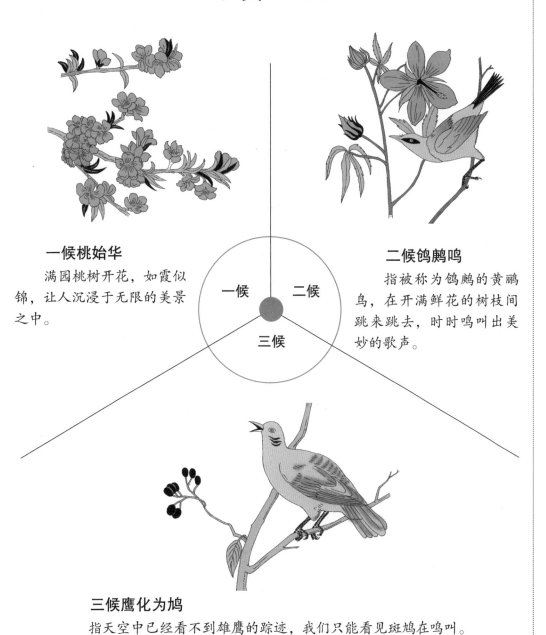

一候桃始华

满园桃树开花，如霞似锦，让人沉浸于无限的美景之中。

二候鸧鹒鸣

指被称为鸧鹒的黄鹂鸟，在开满鲜花的树枝间跳来跳去，时时鸣叫出美妙的歌声。

一候　二候　三候

三候鹰化为鸠

指天空中已经看不到雄鹰的踪迹，我们只能看见斑鸠在鸣叫。

第 ① 节

春天肝当令，惊蛰护肝正当时

惊蛰时节养肝护肝

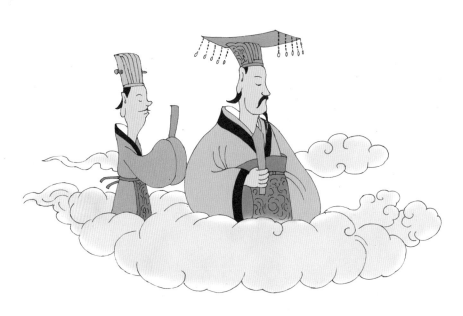

惊蛰时节阳气上升，万物萌生，人体新陈代谢旺盛，能暴露肝的各种健康问题，非常适宜养护和治疗肝病。

《黄帝内经》认为，春天肝当令。肝的任务就是保持人体全身气机疏通畅达，让身体气血畅通而不瘀滞。打个比喻，我们身体这个"国家"，政令就靠肝这个"将军"去沟通传达。这个担子并不轻，万一伤了肝，气机不调，血行不畅，太多的身体邪气无法及时排解出去，势必会引发其他脏器生病，比较常见的有眼睛干涩、咽干口苦、腹泻、手足抽筋等。正因如此，惊蛰时节要养好肝。

肝是人体重要的解毒器官

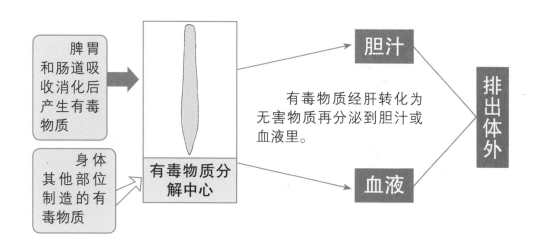

脾胃和肠道吸收消化后产生有毒物质 → 有毒物质分解中心

身体其他部位制造的有毒物质 → 有毒物质分解中心

有毒物质经肝转化为无害物质再分泌到胆汁或血液里。

胆汁

血液

排出体外

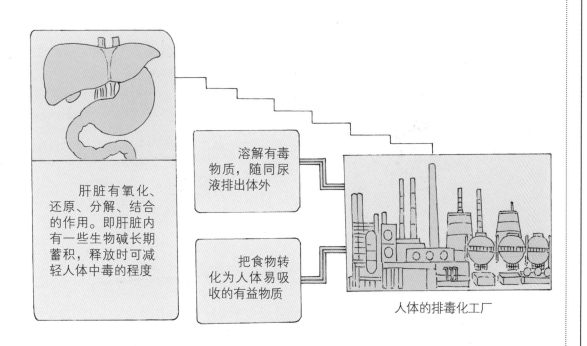

肝脏有氧化、还原、分解、结合的作用。即肝脏内有一些生物碱长期蓄积，释放时可减轻人体中毒的程度

溶解有毒物质，随同尿液排出体外

把食物转化为人体易吸收的有益物质

人体的排毒化工厂

养肝、清肝全方略

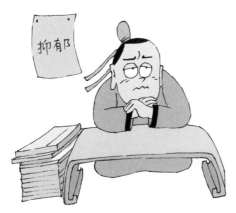

肝气偏弱：多为工作节奏快、压力大的人群。他们对饮食营养无暇顾及，容易造成营养不平衡，再加上平时又缺乏体育锻炼，长此以往，必然会影响肝的健康。

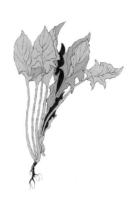

养肝方略：应多食养肝的青色食物，如菠菜、韭菜、香菜等；平时的零食也应换成山楂、乌梅、白芍等酸味食物或药物，以达到柔肝、调肝的效果。

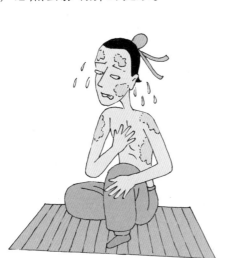

肝火旺盛：具有心情压抑、嗜好烟酒、嗜食酸辣、身材肥胖、面部长痤疮、怕热出汗等特点。

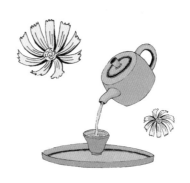

养肝方略：要滋阴清肝火，最有效的方法是饮菊花茶。中医学认为，菊花有通畅气血、克制燥气、保障肝功能正常的功效。

第 ② 节

惊蛰病毒正出动，灭毒消病真轻松

惊蛰时节养肝护肝

惊蛰时节，正值气温变化大的"动乱"时期。晋代诗人陶渊明有诗曰："促春遘时雨，始雷发东隅，众蛰各潜骇，草木纵横舒。"随着蛰虫震起而出，自然界一些病原微生物也在滋生、繁殖，正是疫病多发的时候。例如，流感、流行性腮腺炎、麻疹、白喉、百日咳、猩红热等疾病都呈多发趋势。

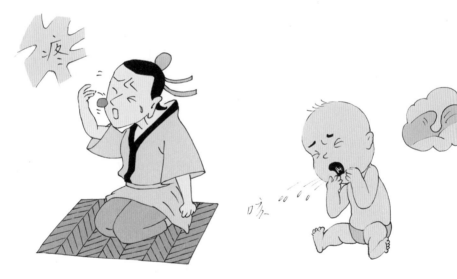

流行性腮腺炎　　　　　　　　　　百日咳

《黄帝内经·素问》记载"阳者卫外而为固也"，就是指人体有抵御外邪的能力，这种能力就是阳气。

在养生保健方面，人们也要与大自然生发的春气相呼应，也要扶阳气、助生发，与之前的冬季闭藏区别对待。

培补正气，邪不可干

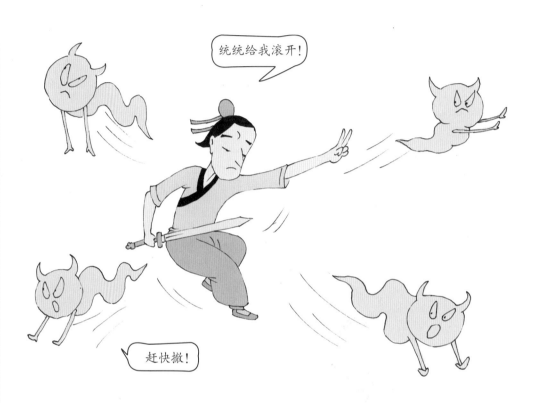

中医常说："培补正气，邪不可干。"要刹住侵害人体的歪风邪气，就应该先找"内因"，再去理会外因，因为外因只能通过内因才可能发生作用。这就要求人们本着阴阳平衡的规律，合理调整饮食习惯，对体内进行一次彻底的调理，使气血得到畅通，阴阳不出现落差。

食用清热解毒的药物

由于春季的病毒和细菌大多喜欢在湿热的环境中生存，因此，要预防病毒的侵袭，就要多食清热解毒的药物，如板蓝根、薄荷、葛根等。

除采用清热解毒功效的药材外，春季的常见蔬菜——莼菜，也是抵御各种病毒和细菌侵袭的佳品。

名称	性状	功效	常用方剂
板蓝根	本品为十字花科植物菘蓝和草大青的根；或爵床科植物马蓝的根茎及根；或草大青的干燥根；或十字花科植物移蓝，以根、叶入药	清热，解毒，凉血，利咽。治疗流感、温毒发斑、高热头痛、丹毒、痄腮、喉痹、疮肿、水痘、肝炎等病症	治流行性腮腺炎：板蓝根18克，夏枯草、金银花、甘草各10克。水煎2次，混合后分3次服。连服3日，每日1剂。 治痘疹：板蓝根30克，甘草0.9克（锉，炒）。上同为细末，每服1.5或3克，取雄鸡冠血二三点，同温酒少许，同调后食下
薄荷	本品茎直立，高30~60厘米，下部具数节纤细的须根及水平匍匐根状茎，锐四菱形，具四槽，上部被倒向微柔毛，下部仅沿菱上被柔毛，多分枝	通利关节，发毒汗，去愤气，破血止痢。治疗伤寒头痛、脑中风、鼻出血、小儿风涎等症	治鼻出血不止：薄荷煎汤服 治痰多、风热：以薄荷末炼蜜丸芡子大，每日吃1丸，白砂糖调和亦可 治淋巴结核或破未破：以新鲜薄荷1000克取汁，皂荚一挺，水浸，去皮，捣取汁同于瓦器内熬膏。加连翘末15克、青皮、陈皮、黑牵牛子半生半炒各30克，皂荚子45克，一同捣烂和成梧桐子大小的丸。每次服30丸，煎连翘汤服下
葛根	本品呈纵切的长方形厚片或小方块，长5~35厘米，厚0.5~1厘米。外皮淡棕色，有纵皱纹，粗糙。切面黄白色，纹理不明显。质韧，纤维性强。气微，味微甜	升阳解肌，透疹止泻，除烦止渴。治疗流感、温热头痛项强、烦热消渴、泄泻、痢疾、癍疹不透等症	治视力减退：葛根30克，毛冬青30克，枸杞子20克，菊花15克。水煎服，每日1剂 治烦热消渴：生山楂10克，切片；葛根5克，研为细末。两者用开水冲服，每日3剂，连服30日为1个疗程

第 **3** 节

治疗肋间神经痛，推搓两胁最见效

肝气不舒，引发胁痛

惊蛰时节，天气干燥多风，风性好动，易招致肋间神经痛。疼痛通常发生在左右胸的某一侧，且会沿着胸部的肋骨向周围扩散，深呼吸或咳嗽、打喷嚏时会引起剧痛。

肝位于胁部，其脉分布于两胁。在中医看来，肝为风木之脏，其性喜条达，恶抑郁。

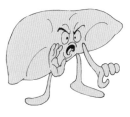

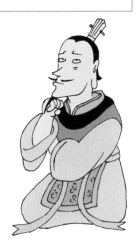

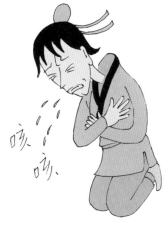

如果肝受病或情志郁结，肝气失于疏泄，络脉受阻，经气运行不畅，往往出现胁痛的症状。

若肝气郁结日久，气滞产生血瘀或因跌仆闪挫，引起络脉瘀阻，也可导致血瘀胁痛。

《素问·脏气法时论》记载："肝病者，两胁下痛引少腹。"《灵枢·五邪》也记载："邪在肝，则两胁中痛。"

推搓两肋，养护肝气

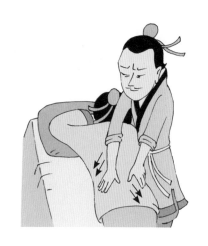

双手张开呈爪状，将指尖附于同侧胸骨肋间处，从胸前正中线沿肋间向两侧分推1-2分钟，力度稍重，以感到疼痛却能忍受为宜。再将双手四指并拢，分别放于同侧剑突旁，沿肋骨分推1-3分钟。

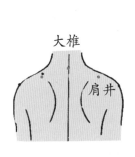
大椎
肩井

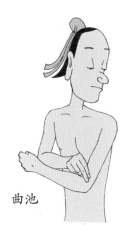
曲池

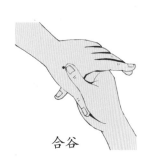
合谷

在推搓两肋的基础上，若再进行按摩大椎穴、肩井穴、曲池穴、合谷穴等穴位，效果更明显。

所谓"通则不痛，痛则不通"，肋骨虽然近在触手可及，但最容易被我们忽略，即使常做扩胸、伸展等动作，也很难真正刺激到这里。唯有进行用力按摩，才能疏通经络，唤醒这里瘀滞的气血。

二月惊蛰宜春练

春季宜做和缓运动

春季,肝的排浊气、畅气血功能更为活跃,源源不断地引导气血从里向外调动。

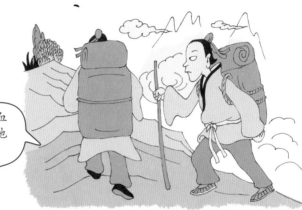

登山

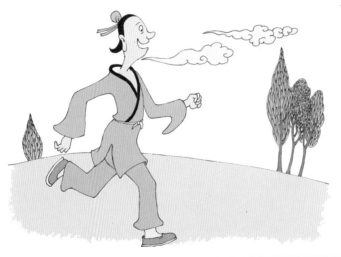

慢跑

《黄帝内经》认为,由于惊蛰时节人的身体状态处于一个比较低的水平,因此应做一些柔和的运动。时值春季,肝当令,适宜进行一些疏肝活血的运动,如郊游、走路、登山、慢跑及打太极拳等。

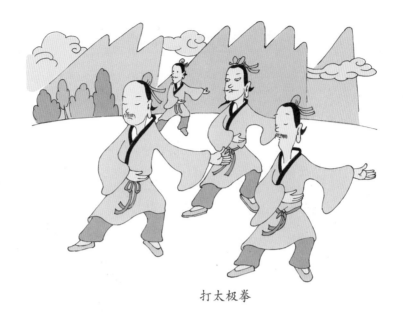

打太极拳

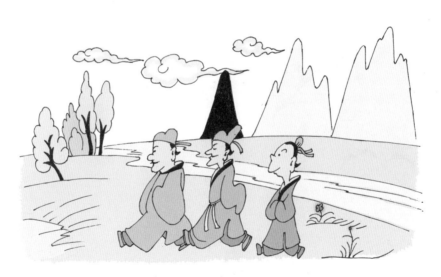

郊游

惊蛰时节，人和动物一样，都是从冬眠中惊醒过来，此时身体各脏器的功能都处于较低的状态，四肢关节、肌肉还处于"苏醒前期"，此时若运动幅度大，运动量大，对身体的伤害是很大的。

春分

阴阳相半平阴阳

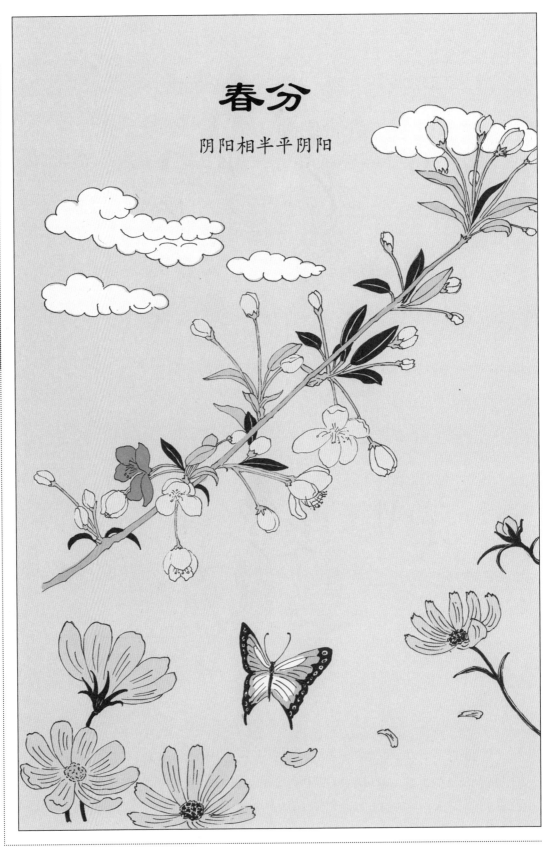

每年的 3 月 21 日，太阳到达黄经 0° 时，即为春分。这一天，太阳正好直射赤道，在地球上绝大部分地方，昼夜平分。春分节气要注意避免旧病复发及过敏性疾病的发生等，并注意调摄情绪。

春分三候

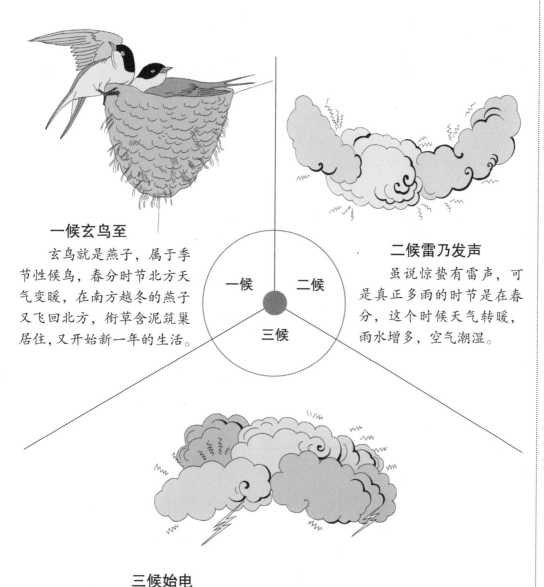

一候玄鸟至

玄鸟就是燕子，属于季节性候鸟，春分时节北方天气变暖，在南方越冬的燕子又飞回北方，衔草含泥筑巢居住，又开始新一年的生活。

二候雷乃发声

虽说惊蛰有雷声，可是真正多雨的时节是在春分，这个时候天气转暖，雨水增多，空气潮湿。

一候　二候　三候

三候始电

由于雨量渐多，伴随着的是雷声和闪电。

第 1 节

春分防旧病，补虚泻实求平衡

为何春分易发旧病

《春秋繁露·阴阳出入上下篇》说："春分者，阴阳相半也，故昼夜均而寒暑平。"意思是春分节气平分了昼夜、寒暑，更为重要的是阴阳。然而，春分时节，天气变化频繁，温度与湿度往往相差很大，阴阳的平衡将可能被打破，"冬眠"的宿疾也会不断"苏醒"，对此应高度警惕。

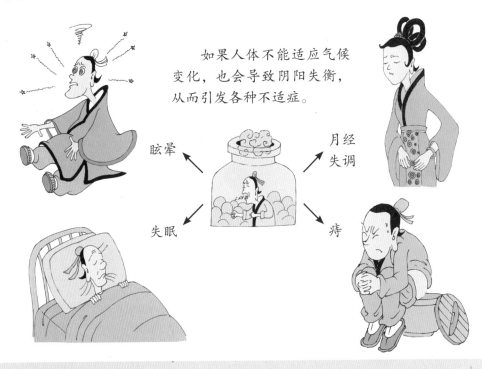

如果人体不能适应气候变化，也会导致阴阳失衡，从而引发各种不适症。

眩晕

月经失调

失眠

痔

中医学认为，从立春开始，人的阳气开始从内脏往外走，到了春分，人的气血一半在里面，另一半在外面。随着气温的逐渐升高，人体阳气也会越来越盛，体内大量气血在从里向外走的过程中，最容易出现问题。这就好比身体"堵车"，原来有问题的身体部位，这时候气血运行就会受到阻碍，从而引发心脏病、关节炎等故疾。

春分养生三要点

维护阴阳平衡。《素问·阴阳应象大论》中说："阴在内,阳之守也;阳在外,阴之使也。"意思是说阴气居于内,为阳气主持,阳气居于外,是阴气驾驭的结果。阴阳相互内外,不可相离。

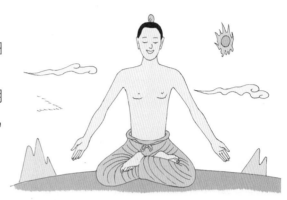

加强运动。春分时节,春光明媚,百花盛开,是到郊外踏青运动的好时机。顺应这个节气的特点,多做一些户外运动,能使脏腑、气血、精气的生理运动与"外在运动"(即脑力、体力和体育运动)和谐一致,达到"供销"的平衡。

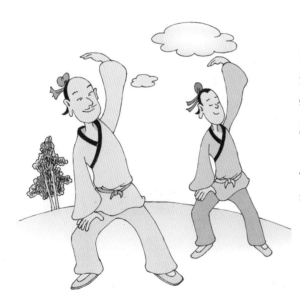

保持心平气和。春分前后,应保持心胸开阔,注意保持自己内心状态的平和,避免情绪的波动,将一切烦恼置之度外。

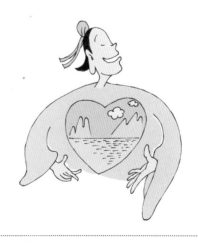

春分性欲旺，房事当有度

房事养生：欲不可纵

春天天气暖和，万物复苏，人的活动能力也增强了，此时人的性欲会特别旺盛。有的年轻人仗着身强力壮，任由自己的欲望泛滥，性兴奋的激情产生性冲动，使春季房事明显多于冬季。时间一长，容易导致肾气衰颓、阳痿不举，或阴虚阳亢、肾水枯竭，这就是中医所说的"房劳过度"的危害。

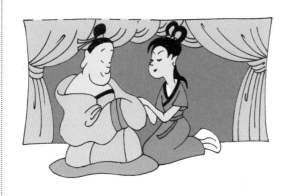

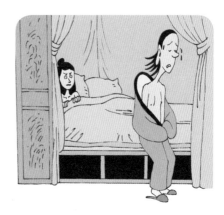

众所周知，性与肾有关系，肾藏精，毫无节制的房事，纵欲无度，性生活过频，久必伤肾，令肾精耗竭，元气大伤，最终就会导致肾精的衰竭。

相反，也不要养精蓄锐很长时间后采取暴发式，在一次或者两次中完成日常所需的性生活，即久而不性，性则持久。

前者更多体现在一些新婚不久的男女身上，因为精力充沛而无度，后者则主要在中年人身上有明显的表现，是一种带有补偿性的性心理下的房事行为。这两者都是不可取的。

第 ③ 节

春季眼病高发的原因

眼睛与脏腑经络的关系

《黄帝内经》中记载"五脏六腑之精气，皆上注于目"，说明眼睛是脏腑气血灌注的地方。一旦脏腑失调，精气衰减，就会影响"供养于目"的功能，直接或间接地影响到对眼睛的濡养。其中，眼睛的健康程度与肝肾功能的盛衰调和与否密切相关。

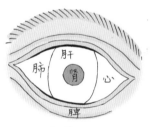

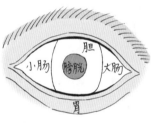

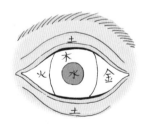

右眼
小黑珠肾；
黄眼珠肝；
大白眼珠肺；
黑白小眼角心；
眼皮脾。

左眼
小黑珠膀胱；
黄眼珠胆；
大白眼珠大肠；
黑白小眼角小肠；
眼皮胃。

万物复苏的春季，人体内的阳气随之生发，不必再像冬季一样边打炉边补阳。而有些人却仍大行补阳之道，嗜食羊肉、牛肉等食物，或是偏好火锅及辛辣之物，从而导致肝火郁积，累及眼睛。此外，春季风邪作祟，风邪侵入人体，便会表现为口眼㖞斜，甚至面瘫。

治疗眼病，调肝补肾是关键

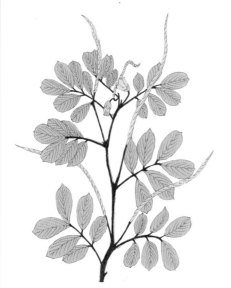

多饮决明子茶："决"有开决、疏通的意思，决明就是冲破黑暗、重见光明之意。唐代大诗人白居易曾赋诗"案上漫铺龙树论，盒中虚捻决明丸"，诗中所指治疗眼疾的决明丸的主要原料就是决明子。

按压四白穴：点揉四白穴，能把胃经的气血引到眼部，从而达到明目、增进视力、淡化黑眼圈的效果。

四白穴位于人体面部，瞳孔直下，当眶下孔凹陷处。此穴是胃经循行的上口，而胃经是一条多气血的经络。

在中医看来，"肝开窍于目"，只有肝气充足，眼睛才能明亮。如果肝气失调，首先会体现在眼睛上。例如，肝火上炎，可见双目肿赤，肝虚则会双目干涩、视物不清，甚至患上青光眼、白内障、视网膜脱落等。而"肾为肝之母"，肝在五行属木，肾在五行属水，水能生木，也就是说肾的气血充足，才能维持肝的正常功能。因此，治疗眼病，要从调肝补肾入手。

背痛足凉，补足阳气方暖身

阳气虚，则背痛足凉

在中医看来，背部脊柱之内分布着统率人体阳气的督脉，足太阳经也分布在脊柱两侧。同时，人体从部位上分阴阳，则上为阳，下为阴；背为阳，腹为阴。如果一个人背部疼痛、发凉，说明他的阳气开始亏虚。

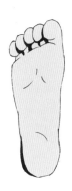

"足为精气之根"，人体的重要经络或是起源于足底，或是终止于足底。这些经络起始或终止点都与特定脏腑相连接，当感觉足底发凉，说明身体已经出现了寒凉证，阳气已经大虚。

春天天气暖和，万物复苏，但有些人总会感觉背痛足凉，甚至背部如负冰块一样，或夜间背上冷汗淋漓，这些都是阳气不足的表现。在春分节气，这种情况会进一步加剧。

培补阳气，两手都要抓

穴位刺激：经穴是人体自生的灵丹妙药。在人体的众多穴位中，最值得给大家推荐的补阳气穴位有2个，一个是位于足阳明胃经上的足三里穴，另一个则是位于任脉上的关元穴。

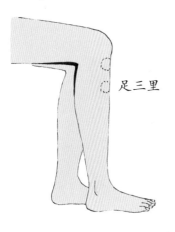

足三里

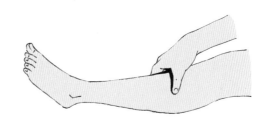

用拇指按压足三里，每次按压5-10分钟，每分钟按压15-20次，按压力度以产生针刺样的酸胀、发热感为宜。

足三里穴。此穴能补能泻、可寒可热。它不仅能够健脾和胃、益气生血、疏通经络、消积化滞，还可以瘦身减肥、祛风除湿，对循环、消化、呼吸、免疫等各系统疾病的恢复有积极作用。

关元穴。在身体前正中线，肚脐下三寸之处。此穴是小肠的募穴，同时也是足太阴脾经、足厥阴肝经、足少阴肾经与任脉的交会穴，具有培补元气、温通经络、理气和血、强壮身体及统治足三阴、小肠、诸脉诸经疾病的作用。

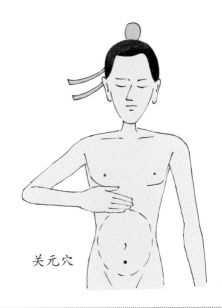

关元穴

以关元穴为圆心，右（或左）手掌按逆（或顺）时针方向摩动3-5分钟。然后，随呼吸按压关元穴3分钟。

扶阳固精，科学睡眠

中医学认为："肝之余气，泄于明胆，聚而成精。"

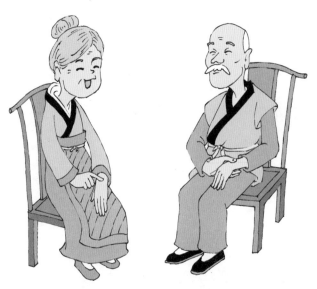

很多老年人爱坐在太阳底下晒太阳，晒着晒着就睡着了。这是因为坐在太阳下，使身体吸收了充足的阳气，体内气血得了阳气的温煦，就会舒服地睡着。从而可知，晒太阳是补充体内阳气最简单的方法。

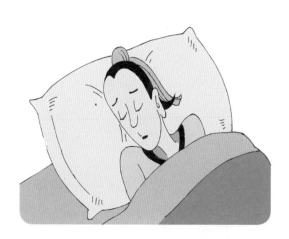

一般人在子时（23：00-1：00）前入睡，胆才能完成代谢，维持人体阴阳平衡。所以，即使再习惯晚睡，也要在夜间 23：00 前睡觉。

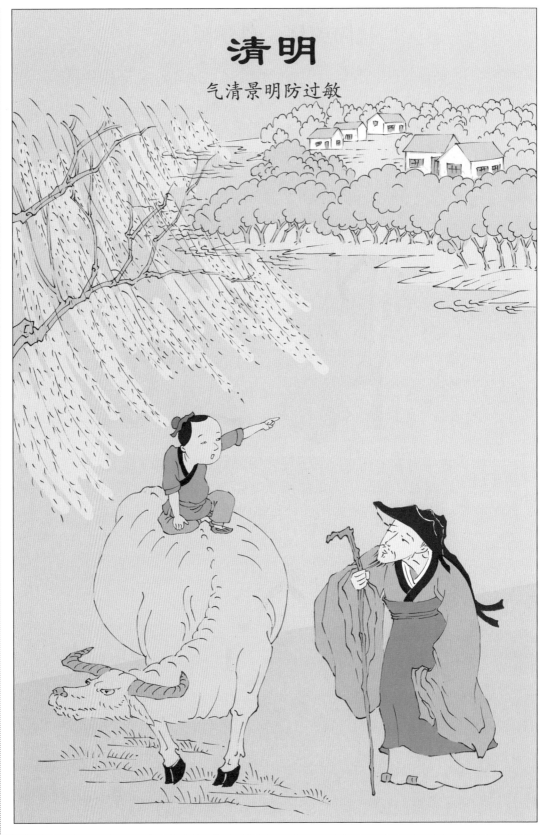

每年的4月5日或6日，太阳到达黄经15°时，即为清明。农历书曰："斗指丁为清明，时万物洁显而清明，盖时当气清景明，万物皆齐，故名也。"

清明三候

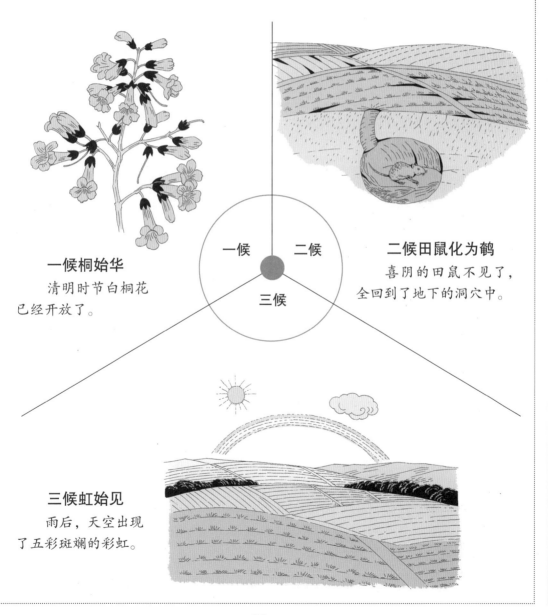

一候桐始华

清明时节白桐花已经开放了。

二候田鼠化为鹌

喜阴的田鼠不见了，全回到了地下的洞穴中。

一候　二候

三候

三候虹始见

雨后，天空出现了五彩斑斓的彩虹。

第 ① 节

清明百花香，过敏也来凑热闹

过敏性皮炎分类

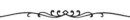

过敏性皮炎，是由许多因素导致的皮肤炎症反应。轻者局部皮肤充血，边缘有清楚的淡血斑，有灼痒感；重者在红斑基础上发生丘疹、水疱、糜烂，会感到疼痛。除气温、湿度等天气原因外，室内密闭、不通风也是引起过敏性皮炎的重要因素。中医学认为，过敏性皮炎可分为两种，即湿热蕴结型和风热血热型。根据不同的致病因素，应采取不同的治疗方法。

类型	病证表现	治疗原则	实用方剂
湿热蕴结型	瘙痒不止，以下半身为重，受热加重，抓破后渗出液较多，女子带下量多，伴口干口苦，胸胁胀闷，小便黄赤，大便秘结，舌红，苔腻，脉滑数。多见于年轻人	清热、利湿、止痒	取薏苡仁、马齿苋各30克，红糖适量。先将薏苡仁和马齿苋加水煮熟，再加红糖调味。每日1剂，连用7日
风热血热型	瘙痒剧烈，遇热更甚，皮肤抓破后有血痂，伴心烦，口干，小便黄，大便干结，舌淡红，苔薄黄，脉浮数	疏风、清热、凉血	墨旱莲75克，猪肝35克，酱油、食盐、味精、淀粉各适量。将猪肝洗净切片，用酱油、淀粉调匀。先取墨旱莲水煎取汁，纳入猪肝片煮熟，用食盐、味精调服，每日1剂

清明时节，冰雪早已经消融，天气清澈明朗，郊外的桃花、野花等众多花卉开始绽放自己的姿容。但在享受大好自然春光的同时，有些人却容易对气味、花粉过敏，出现皮肤瘙痒难忍、抓破后有血痂，以及鼻子奇痒难忍，接二连三打喷嚏、流鼻涕等过敏性鼻炎的症状，给本来阳光的心情大打折扣。

远离过敏原

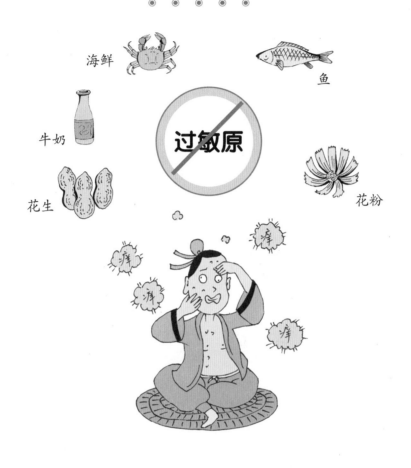

海鲜   鱼

牛奶   过敏原

花生   花粉

中医治疗过敏性哮喘

类型	原料	制作	备注
过敏性哮喘发作	射干、半夏、款冬花、葶苈子各10克，麻黄8克，生姜30克，细辛3克，五味子6克，鱼腥草、野荞麦各30克	将上药煎汤饮用，每日服1剂	若患者痰黄则加黄芩10克，痰多加陈皮、白芥子各10克，怕冷者加荆芥、防风各10克
过敏性哮喘缓解	生黄芪30克，党参20克，茯苓15克，防风、白术、陈皮、山茱萸各12克，补骨脂、款冬花各10克	将上药煎汤饮用	如果条件允许，可加紫河车10克，每日服1剂

过敏性鼻炎

中医学认为"肺开窍于鼻"，鼻炎多是由肺气不足所致。当肺内的寒气不能外排，致使气机不畅时，就会出现鼻窍不通、鼻塞、头痛等症状。此外，"脾为肺之母"，脾属土，肺属金，肺气虚往往还跟脾虚有关。那些脾肺都虚弱的人，就会出现鼻炎、过敏的症状了。

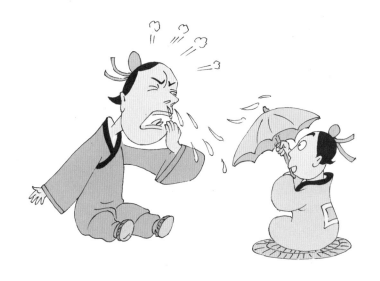

祛寒暖肺，治疗鼻炎

神阙穴，又名脐中，是人体任脉上的要穴，即与命门穴相对应的肚脐。按摩前，将双手搓热，先顺时针按摩50次，再逆时针按摩50次，力度适中，以略有压痛感为宜。经常按摩此穴，对于过敏性鼻炎效果显著。

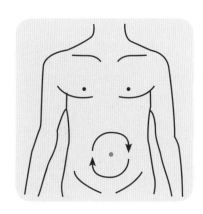

第 2 节

高血压复发，调畅肝肾可减压

什么是高血压

血液在血管内向前流动时对血管壁造成的侧压力，叫作血压。高血压就是血液在流动时对血管壁造成的侧压力高出正常值。

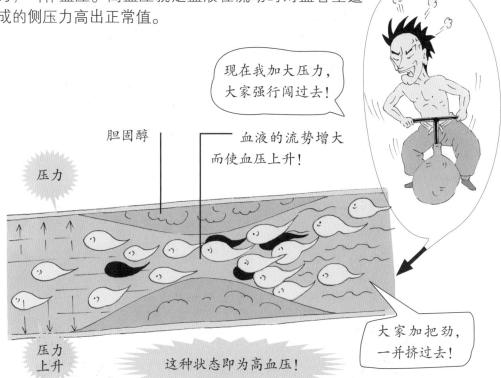

现在我加大压力，大家强行闯过去！

胆固醇

血液的流势增大而使血压上升！

压力

压力上升

这种状态即为高血压！

大家加把劲，一并挤过去！

清明时节，桃花初绽，杨柳泛青，万物欣欣向荣。气温、日照、降水趋于上升和增多。然而，这段时间是高血压、呼吸系统疾病和哮喘的高发期，很多人会出现头痛、晕眩、失眠、健忘等不适症状，对此千万不可大意，因为这是血压升高的信号。

降压从调畅肝阳入手

中医学认为，春季与肝相对应。肝的功能是调节全身的气血运行，发挥其"主疏泄"的功能。如果肝"主疏泄"的功能失常，体内的阳气得不到发散，就会出现肝气郁积的情况，影响人体的正常运作，进而诱发高血压等疾病。所以，要防止高血压的发生，就需要从护理肝、调畅肝阳入手。

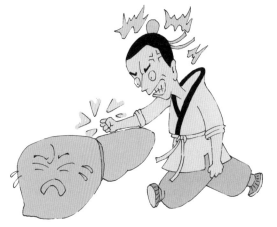

肝阳上亢，多因肝肾阴虚，水不涵木，肝阳亢逆无所制，气火上扰。

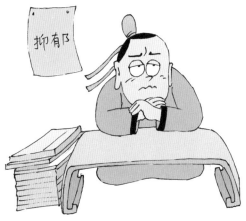

肝有疏泄作用，喜舒畅而恶抑郁。如肝失疏泄或情绪抑郁不舒，均可引起肝气郁结。

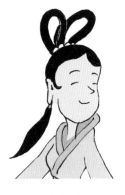

肝位于胁部，其脉分布于两胁。在中医看来，肝为风木之脏，其性喜调达，恶抑郁。

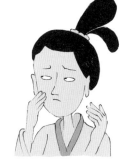

喜调达

恶抑郁

按摩涌泉穴

《黄帝内经》中说："肾出于涌泉，涌泉者足心也。"意思是说：肾经之气来源于足下涌泉穴，它能滋养灌溉人体周身四肢，起着补足阳气、让生命长青的作用。此穴既能治疗肾病和经脉循行部位的病证，也能治疗与肾相关的肝、脾、肺等脏腑病证。经常点按涌泉穴，可以活跃、收纳和稳固肾气。而腰为肾之府，强腰就要先补肾，所以按摩涌泉穴对于与肾有关的腰部虚证也有较好的治疗效果。

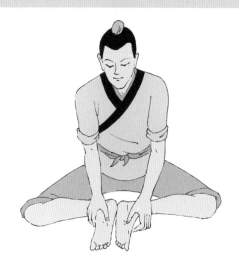

建议临睡前或饭后1小时再按摩。

操作方法：以拇指按摩足心，顺时针方向按摩100次。手法宜轻柔，使足心有温热感。

孙猴搔抓法（补益肝肾）

五指自然屈曲呈爪形着力于头部两耳前后，循于头皮毛发根部，自上而下地搔而抓之，轻而不浮，重而不沉，深入皮表，浅循毛发，反复搔抓，形如孙猴抓痒，逐渐移至头顶直至交会。

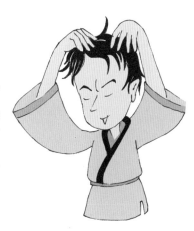

清明时节宜清补

清明时节的养生注重与自然同气相求，应多食当时、当季、当地产的时令蔬菜，以助人体自我调节。吃荠菜也能起到养肝、降血压的效果。

荠菜冬笋

【原料】净熟冬笋300克，荠菜100克，熟胡萝卜20克，食盐、味精、植物油、水、淀粉、鸡汤各适量。

【制作】将净熟冬笋切成块；荠菜择洗干净，用开水焯一下，捞出放进凉水冲凉，将水分挤出，切成粗末；熟胡萝卜切成末备用。锅放油烧热，投入冬笋块略炒，加入鸡汤、食盐、味精，烧沸后放入荠菜、将淀粉勾稀芡，开锅后放进胡萝卜末，起锅即食。

【功效】降压、清热、利尿。

口蘑白菜

【原料】干口蘑3克，白菜250克。酱油、白糖、食盐、味精、植物油各适量。

【制作】将干口蘑用温水泡发。白菜洗净切成3厘米的段。油入锅内烧热后，将白菜入锅炒至七成熟，再将口蘑、酱油、白糖、食盐入锅，炒熟后放入味精搅拌均匀即可。

【功效】清热除燥，益胃气、降血脂。

增加钾的摄入量

高血压患者除要遵守定时定量、不暴饮暴食、少甜低盐等通用的原则之外，还应增加钾的摄入。每天吃香蕉或橘子250–500克，或用香蕉皮100克煎水代茶，也是一个不错的选择。

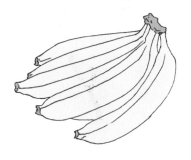

钾：中等大小（118克）的香蕉，其钾含量，相当于每日建议摄入量的9%，而钾有降低血压、调节肌肉收缩、改善疲劳等作用。

第 ③ 节

焦躁常叹气，气郁不顺惹的祸

气郁不顺则"上火"

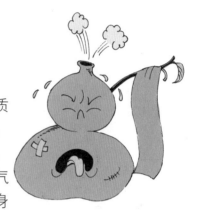

中医学认为，机体的各种生理活动，实质上都是气在人体内运动的具体体现。人体的气，除与先天禀赋、后天环境及饮食营养相关以外，还与肾、脾、胃、肺的生理功能密切相关。"气有余便是火"，所谓"气有余"，是指我们身体里气的供应已经超过我们的消耗需求，总有很多的气无法消耗出去。当气不能外达而结聚于内时，便形成"气郁"。气郁积累到一定程度，便会到处惹是生非，从而形成上面所说的"上火"的状态。

基于中医整体观的辨证论治切入点

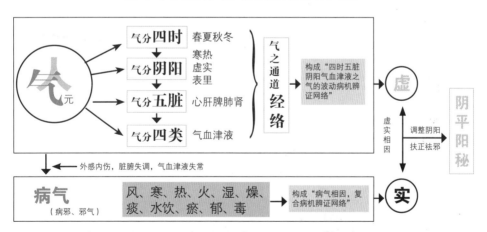

清明时节，桃红李白，芳草萋萋，正是踏春的好时候，但有些人却无心享受美景，经常感到闷闷不乐、焦虑不安，无缘无故地叹气，咽喉部常有堵塞感，容易失眠、健忘。这便是中医常说的气郁不顺。

有火发出来，也是养生好方法

肝无补法，只有破法。怒则伤肝，郁积严重就会伤身。必须将郁怒破掉。有火就得发出来，有气就得散出来。

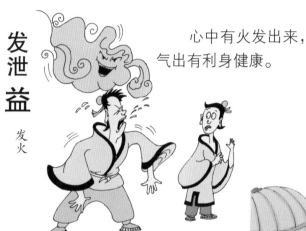

发泄益

发火

心中有火发出来，
气出有利身健康。

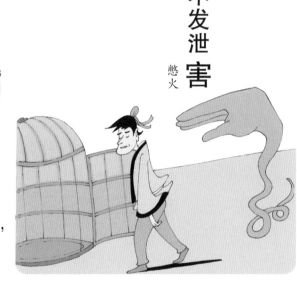

不发泄害

憋火

有火就要发出来，
气憋有害易伤肝。

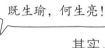

既生瑜，何生亮！

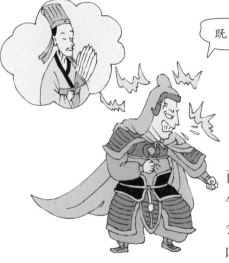

其实，周瑜并不是被诸葛亮气死的，是他自己控制不住怒气，因怒伤肝致气血损伤而身亡。

《黄帝内经》载："大怒则形气绝，而血菀于上，使人薄厥。"肝失疏泄，肝气在体内到处游荡。肝气犯脾，脾失运化，会感到腹胀；肝气犯胃，就会出现呃逆，吃不下食物，严重时还会导致吐血。

多食理气解郁的食物

在饮食调理方面，气郁者要本着理气解郁、调理脾胃的原则选择食物。因此，身体想要健康，就需要气血通畅，如果气血不通畅的话，就会导致我们患上一些疾病。

多食一些能行气的食物，如佛手、橙子、陈皮、荞麦、韭菜、茴香、大蒜、刀豆等新鲜蔬菜和杂粮；忌食咖啡、浓茶等刺激品。

少食肥甘厚味的食物及收敛酸涩之物，如乌梅、南瓜、石榴、杨梅、阳桃、酸枣、李子、柠檬等，以免阻滞气机，气滞则血凝。

中医学认为，白萝卜性甘平味辛，归肺、脾经，生吃具有止渴、清内热的作用，熟食可消食健脾。

亦不可多食冰冷食品，如雪糕、冰激凌、冰冻饮料等。

萝卜验方	
白萝卜煲羊腩汤	食材：白萝卜1个，羊腩500克，生姜3片，食盐少许 制法：白萝卜去皮切块。羊腩洗净，切块备用。瓦煲内加入适量清水，先用猛火煲至水开，然后放入全部食料，改用中火继续煲3小时左右，加入少许食盐，即可食用 功效：补中益气、健脾消积食。也可预防皮肤干燥、皲裂、生冻疮等
萝卜饼	食材：白萝卜、面粉各250克，猪瘦肉100克，生姜、葱白、精盐、菜油各适量 制法：将萝卜切丝，用菜油炒至五成熟，与肉丝等调料拌匀制馅，将面团加馅制成饼，放油锅烙熟，作主食，可长期食用 主治：痰湿中阻之眩晕头痛，呕吐、咳喘，食后腹胀等症
蜜蒸萝卜	食材：鲜萝卜1个（约500克）、蜂蜜60克 制法：将萝卜洗净削去皮，挖空萝卜中心，装入蜂蜜，用碗盛，隔水蒸熟服食 功效：具有润肺、止咳、化痰之功，适用于慢性支气管炎、咳嗽、肺结核之咽干、痰中带血等症
双银汤	食材：银耳、白萝卜、鸭汤 制法：将萝卜切丝，银耳分成瓣儿，入清淡的鸭汤中小火清炖，注意时间不要过长 功效：白萝卜可以清热祛痰，银耳可以补肺气，鸭汤性温，三者结合在一起，是老少皆宜的佳品。 针对人群：有"气管炎"病史及整日口干舌燥爱上火的人

第 ④ 节

春来困不醒，提神有妙招

中医解读"春困"

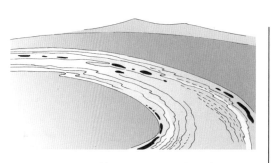

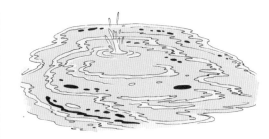

冬天，人体受低温影响和刺激，皮肤的毛细血管收缩，血液流量相对减少，汗腺和毛孔也随之闭合，从而减少热量的散发，以维持人体正常体温。

进入春季，气温升高，人的身体毛孔、汗腺、血管开始舒张，皮肤血液循环也旺盛起来。这样一来，供给大脑的血液就会相对减少。

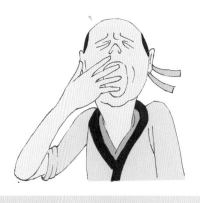

随着天气变暖，新陈代谢逐渐旺盛，耗氧量不断地加大，大脑的供氧量则显得不足了。加上温暖气温的良性刺激，使大脑受到某种抑制。因而人们就会感到困倦思睡，总觉得睡不够。

诗云"春眠不觉晓"，进入春季，很多人一天到晚困得要命，常常精神倦怠，昏昏欲睡。《丹溪心法·中湿》将原因总结为 12 个字："脾胃受湿，沉困无力，怠惰嗜卧。"如此看来，要想轻松拒绝周公的"邀请"，就要从祛除脾胃湿气入手。

提神枕首法

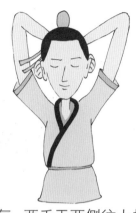

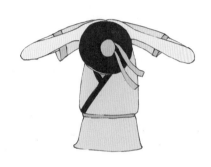

吸气，两手于两侧往上抬，
交叉枕在脑后。

吐气，顺势弓身低头。

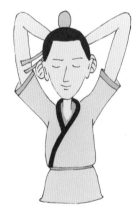

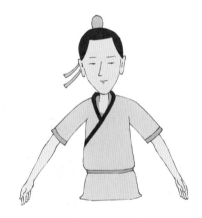

吸气，慢慢起身，吐气。

两手慢慢放下，身形回正，
全身放松。

犯困时，先吸气，双手从两侧往上抬，交叉在脑后；然后吐气，顺势弓身低头，保持 1 分钟；之后再慢慢挺直身体吸气，再吐气，最后两手慢慢放下，全身放松，连续 5 次，便能振奋精神，让周公悻悻而归。

枕首法，这种清醒法最大的功效就是在精神不佳时练习，能在短时间内提神醒脑，提振精神。

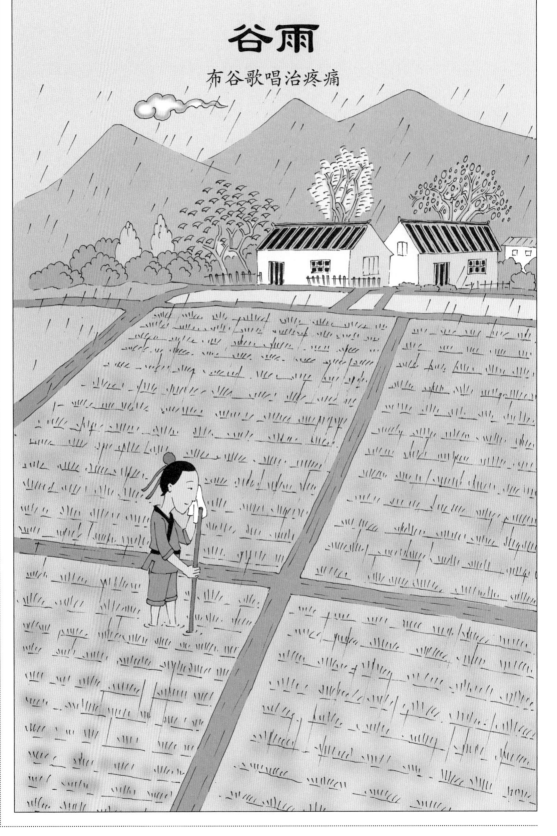

每年的4月20日或21日，太阳到达黄经30°时，即为谷雨。谷雨节气，天气温和，雨水明显增多。这个节气的养生重点是通过对人体内部的调节，使内环境与外环境的变化相适应，并注意防止脾胃病、神经痛、风湿性腰腿痛等病证的袭击。

谷雨三候

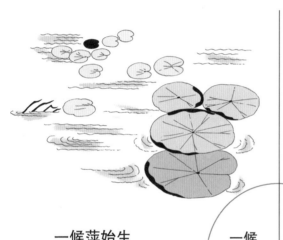

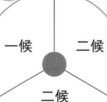

一候萍始生

这时候水温升高，浮萍开始在水面上生长。

三候戴胜降于桑

戴胜鸟降落到生长茂盛的桑树上，谷雨时节是桑树生长旺盛之际。

一候　二候

二候

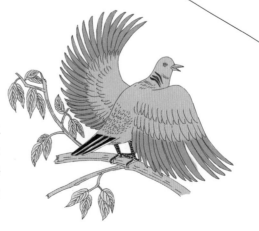

二候鸣鸠拂其羽

斑鸠出现，因为斑鸠也是迁徙性动物，寒冷的冬天一到它就会迁徙到相对温暖的地方，斑鸠出而拂其羽毛说明斑鸠鸟适应这样温暖的气候。

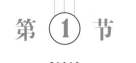

中医视频课

第 **1** 节

三月百虫出动，风热感冒也流行

谷雨前后，天气较暖，降雨量增加，有利于春作物播种生长。然而，事物都有两面性，随着自然界的气候以风热为主，很多致病因子也会活跃起来，最猖獗的莫过于风和热，风与热相合易引起风热感冒。治疗这种感冒的关键在驱逐热邪，中医称之为辛凉解表。

常食牛蒡根粥，防治风热感冒

若要论效果好的清凉解表药，除常见的薄荷、菊花外，一种称作牛蒡的植物理应榜上有名。它是一种以肥大肉质根供食用的蔬菜，叶柄和嫩叶也可食用，牛蒡子和牛蒡根也可入药。这种植物具有清热、利尿、解毒、发汗、补血的效果，除可以用来治疗感冒外，还可用于便秘、食物中毒、贫血等症的防治。

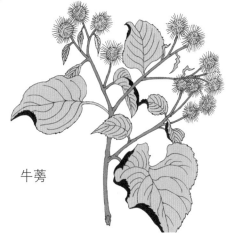

牛蒡

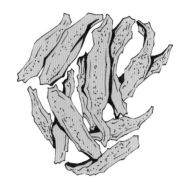

牛蒡根粥：取牛蒡根、粳米各50克。将牛蒡根洗净，用水煎煮，去渣取汁。再依常法加米煮粥，将牛蒡汁调入粥中，粥熟后加糖调味，温食、凉食均可。此粥对风热感冒所致的咽喉肿痛、食欲缺乏有奇效。平时将其作为养生粥食用，可增强身体免疫力、健体强身。

按摩大椎穴

· · · · ·

大椎穴是人体三阳经和督脉交会的大穴，位于脖颈后正中线上，第7颈椎棘突下凹陷中。此穴有"阳中之阳"之称，统领一身阳气。大椎穴不仅能补充人体阳气，增强抵抗外邪的能力，还能改善肺呼吸，防治风热感冒、气管炎、肺炎等上呼吸道感染。

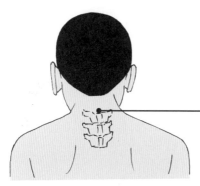

大椎：该穴位于第7颈椎之下，因第7颈椎最高最大，故名。

主治：头项强痛，疟疾，癫痫，骨蒸潮热，咳嗽，气喘。

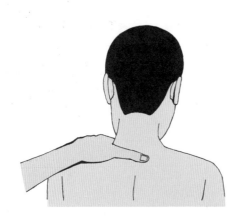

方法：先找到大椎穴的位置，然后用食指和中指轻轻按揉，每次按揉15分钟左右，每天1~2次，对风热感冒有明显的退热作用，还可用于肺气肿、哮喘的防治。此外，洗澡时，用温热的水流冲击大椎穴，也能起到通经散寒，提升阳气的作用。

按摩结合食疗，胸闷气短化乌有

在日常生活中，常有人因为生气、情绪抑郁，而突感到胸闷气短、心跳加快。在中医看来，这是由肝气不舒所导致的。

中医解读胸闷气短

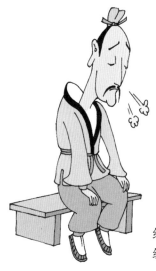

肝火滞留在两腋，肝火过旺让心君受辱，就会出现胸闷气短、心悸、悲痛欲哭等症状。

思虑过多、经常生气或情绪抑郁。

中医学认为，人的精神心理活动与肝的功能有关。平时思虑过多、经常生气或情绪抑郁，肝火就会滞留在两腋，肝火过旺让心君受辱，就会出现胸闷气短、心悸、悲痛欲哭等症状。如果平时除胸闷气短以外还伴有心慌心悸，则是已患心气虚之症，即中医所指的胸阳不振，此疾常见的症状有胸闷或胸痛、心慌气短、失眠多梦或健忘、手微颤抖无法劳作、脸或眼睑水肿等。对于患此病证的患者来说，需服中药补足心气才可治愈。

刺激太渊穴、膻中穴

人到中年身体会经常发生胸闷气短的情况，尤其是稍微剧烈运动时，这种不适感就会加强，但稍作休息症状又马上消失了。如此一来，很多人往往会忽视。胸闷气短可能是心血不足，按按这几个穴位，缓解心肌缺血症状。

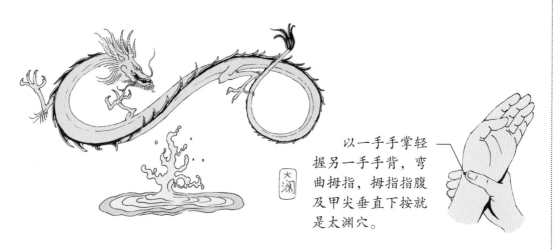

太渊

以一手手掌轻握另一手手背，弯曲拇指，拇指指腹及甲尖垂直下按就是太渊穴。

刺激太渊穴，可促进气的运行，让气上行。太渊穴是手太阴肺经上的原穴，这里的气血是非常旺盛的，贮藏的是肾的先天之气，脏腑经络的气血要得到这里的元气，才能发挥作用和维持生命的正常活动。

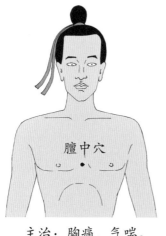

膻中穴

主治：胸痛，气喘。

膻中穴是通往心脏的一个很重要的穴位，如果人经常生气就会出现"两胁胀疼"，中医表明"肝火太旺"，按此穴位能够将体内不顺畅的气捋顺，缓解胸闷、气短的症状。

刺激内关穴、天池

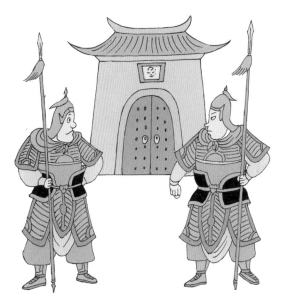

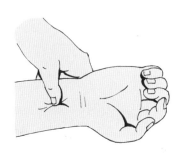

俗话说，"一夫当关，万夫莫开"。在山势险峻的地方，一个人把着关口，就是有一万个人也打不进来。

内关穴属手厥阴心包经，是心脏的保健要穴。取穴时，手掌朝上，当握拳或手掌上抬时就能看到手掌中间有两条筋，内关穴就在这两条筋中间，腕横纹上两寸。每天用左手的拇指尖按压右胳膊的内关穴，每次按捏5-10分钟，每天2-3次，就能"巩固"这个关口，将疾病阻挡在外。

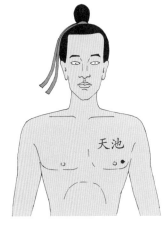

天池

主治：心痛，胸闷，胁痛，腋下肿痛。

出现胸部闷胀，呼吸不畅或气不够用时，不妨按压天池穴。按照中医常说的"通则不痛"的道理，如果感觉不适，则是因为体内的气血运转不通畅，按压此处，可缓解胸闷气短的感觉。

天泉穴是心包经上第二个重要的穴位，按压此穴位既能通血理气，又有止痛作用，很多人胸闷气短都是因为供血不足造成的，按压这个穴位能促进血液的循环，从而缓解胸闷气短的症状。

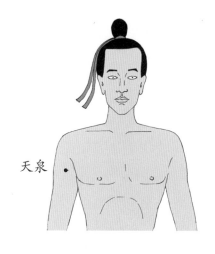

天泉

神门穴位于手腕内侧大动脉处，手腕有3条大横纹，与横纹垂直的中央处约2寸位置。

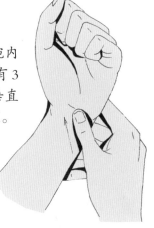

神门，《内经》："心藏神。"本穴为本经主要穴位。治恐、悸、呆、痴、健忘、狂痫等。神志不清诸症，取本穴以开心气之郁结，故称"神门"。

山楂祛火汤

● ● ● ● ●

【原料】百合花150克，山楂80克，白砂糖15克。

【制作】百合剥老瓣洗净，放入锅内，加入适量清水煮熟，山楂切小片，与白砂糖放入百合汤内煮熟即成。

【功效】消食开胃，去春火。

对付神经痛，祛风除湿为原则

人之气与自然界是相通的。春一月的发病以外感风寒的感冒为主，春二月以慢性病的复发为主，到了春三月，特别是谷雨前后，降雨增多，空气湿度加大，神经痛的发病率上升。例如坐骨神经痛、三叉神经痛，困扰着许多中老年人。

寒气入经，猝然而痛

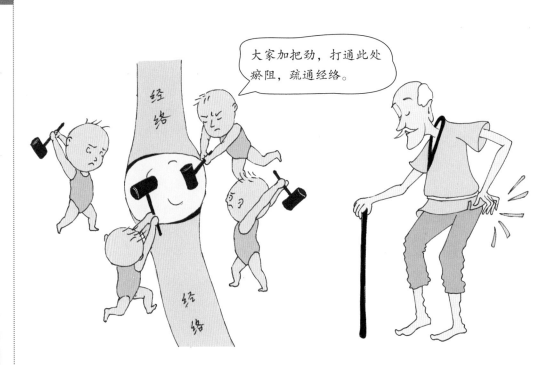

中医将坐骨神经痛、三叉神经痛等归于"痹病"，《素问·举痛论》这样记载："寒气入经而稽迟，泣而不行，客于脉外则血少，客于脉中则气不通，故猝然而痛。"要想调解痹病，就得疏通经络气血的闭滞，用祛风、散寒、化湿等方法，使营卫调和、阴阳平衡。

膳食调养有重点

⦿ ⦿ ⦿ ⦿ ⦿ ⦿

谷雨时节的饮食应体现天人相应，食药一体的营养观。尤其对患有上述病证的人来说，更应分清饮食宜与忌。在发病及治疗期间，应多吃些含维生素丰富及有清火解毒作用的食品，如新鲜水果、蔬菜及豆制类食物；忌吃膏粱厚味、甘肥滋腻、生湿助湿的食物，如动物脂肪、海腥鱼类和酸涩辛辣、性属温热助火之品，以及油煎熏烤之物。此外，风寒湿痹者忌食柿子、柿饼、西瓜、芹菜、生黄瓜、螃蟹、田螺、蚌肉、海带等生冷性凉的食物；热痹患者忌食胡椒、肉桂、辣椒、花椒、生姜、葱白、白酒等温热助火之品。

祛风除湿功效的食疗方			
樱桃粥	樱桃100克，粳米100克	先将樱桃洗净后榨汁；将粳米淘洗干净后入锅中煮粥，待粥熟时加入樱桃汁和白糖调匀，再煮一二沸即可	本品有祛风除湿、消肿止痛的功效。可用于风湿性关节炎、类风湿关节炎
乌蛇粥	乌蛇肉100克，粳米100克	先将乌蛇肉洗净后切细，用淀粉、酱油、料酒、胡椒粉勾芡；将粳米淘洗干净后入锅内煮粥；待沸后加入乌蛇肉，等粥熟后加入调料即可。每日1剂	本品有祛湿的功效。可用于风寒湿邪所致的类风湿关节炎
三色汤	黄豆芽100克，姜丝20克，红大椒1个，植物油、白醋、湿淀粉、鸡汤、食盐、麻油、味精各适量	做法：将油锅烧热，下黄豆芽煸炒几下，放入白醋炒至八分熟，出锅备用；在锅内放入鸡汤，姜丝，烧开后把红大椒入锅再次滚开后，将黄豆芽、食盐入锅，再用湿淀粉勾芡，淋上麻油出锅即成	功效：祛风除湿，活血通络。对筋骨痉挛、腰膝疼痛者更为适宜

谷雨起居常识

谷雨节气，自然界万物复苏，人们应该早睡早起，在春天的美好时光中舒展四肢，呼吸新鲜空气，舒展阳气。

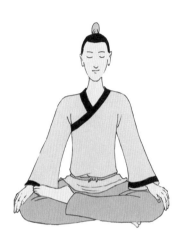

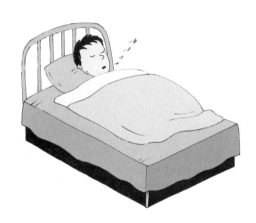

调摄心神，即精神调摄。也就是"先睡心，后睡眼"。在睡前 30 分钟应保持情致平定，心思宁静，将一切杂念摒弃。

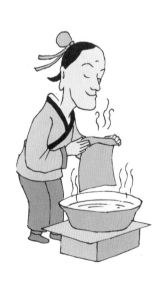

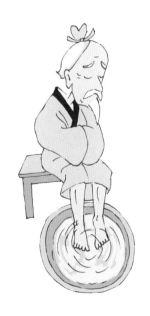

睡前洗面洗足

以热水泡足，就好比用艾条熏灸穴位一样，如此能推动血气运行，温补脏腑，安神宁心，将一天的疲劳消除得干干净净，有助于入睡。

视频讲透黄帝内经·二十四节气

走出情绪低谷，与春季抑郁说再见

春季仅仅是我们的身体容易犯困吗？不是，精神也容易犯困。很多人每到春季，心情就郁闷、压抑，想吃的不能吃，想玩的不能玩。这种郁郁不得志的情况，也许我们每个人都经历过。在中医看来，春季抑郁症与肝气不舒、郁结不畅密切相关。

唯有疏肝，才能解郁

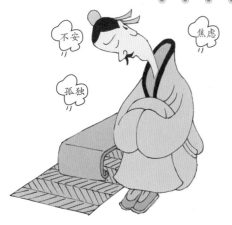

肝郁不仅会导致气血瘀滞，引起周身气血运行紊乱，其他脏腑器官也会受到干扰，陷入"志不能伸，气不得舒"的境地，甚至使人经常生气发怒、情绪失控。

肝属木，木的性格应该是舒展条达的，尤其是在春天。人体养生应该因时而变，根据时节的变化改变养生的方法，从生理和心理上保持舒畅状态。

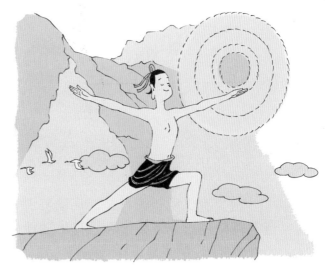

少食油腻多补钙

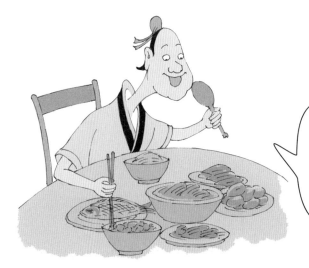

钙不仅对骨骼和智力有益，还能促进肌肉及神经功能正常发挥，多吃一些含钙多的食物，如乳制品、海带、虾皮、鱼干、骨头汤、大豆、芝麻、芹菜等，不仅能强壮骨骼，还能平和心态。

油腻的食物会使人产生疲惫感，还会降低体温和血糖，使人的情绪变得低落、忧郁健忘，所以，要少食或不食。

进行跑步锻炼

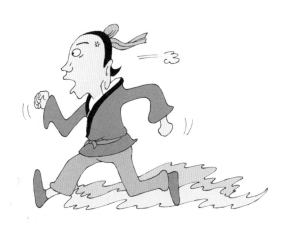

跑步不仅能疏通气血、活动筋骨、豁达心胸、清心解郁，还有减肥消脂、增智强志、排毒通便的功效。跑步对降低血液中甘油三酯，防止或减少糖尿病心血管、肾病等并发症效果奇特。

按摩十宣穴

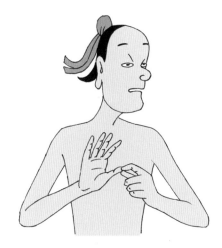

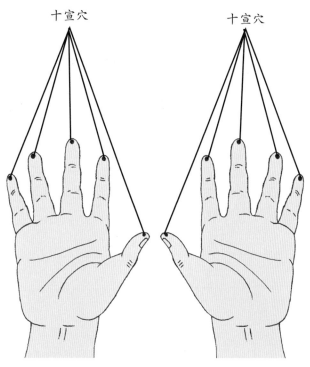

十宣穴   十宣穴

《难经》上说："井主心不满。"所谓的"心不满"就是心里堵闷不痛快，而刺激井穴可调节情志，怡神健脑。

经常刺激十宣穴，能使人像万物生长需要阳光那样，对外界事物产生浓厚的兴趣，培养出乐观外向的性格。

按摩行间：泄肝火、疏气滞

行间穴是人体肝经上的要穴之一，五行中属火，所以具有泄肝火、疏气滞的作用。

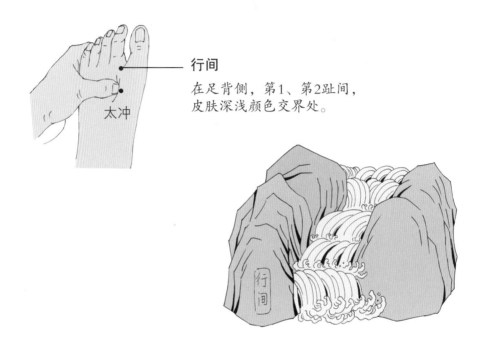

行间
在足背侧，第1、第2趾间，皮肤深浅颜色交界处。

太冲

行间，行，行走、流动、离开也；间，二者当中也。该穴名意指肝经的水湿风气由此顺传而上。本穴物质为大敦穴传来的湿重水气，至本穴后吸热并循肝经向上传输，气血物质遵循其应有的道路而行，故名。

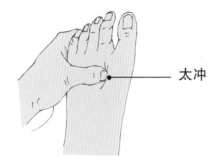

太冲

以拇指指腹从太冲穴一直推揉到行间穴，动作缓慢有力。采用这种方式推揉，可以刺激肝经上的两大穴位。

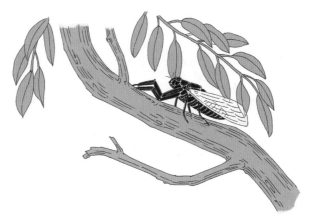

夏

夏三月，此谓蕃秀，天地气交，万物华实，夜卧早起，无厌于日，使志无怒，使华英成秀，使气得泄，若所爱在外，此夏气之应，养长之道也。逆心则伤心，秋为痎疟，奉收者少，冬至重病。

——《素问·四气调神大论》

立夏

天地气交宁心神

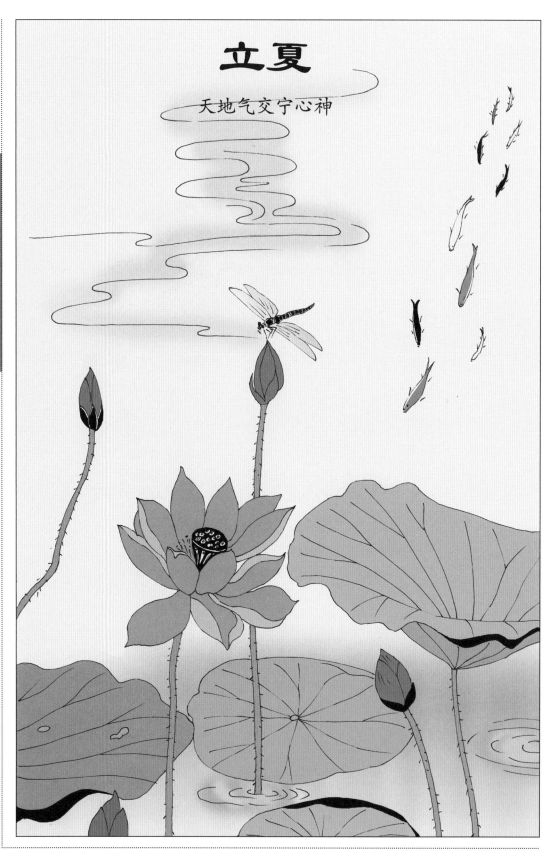

每年的 5 月 5 日或 6 日，太阳到达黄经 45° 时，即为"立夏"节气。我国自古习惯以立夏作为夏季开始的日子。民间有"斗指东南，维为立夏，万物至此皆长大，故名立夏也"之说。

立夏三候

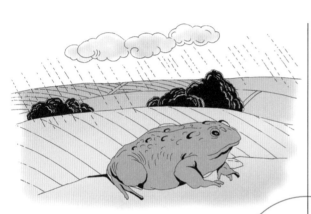

一候蝼蝈鸣

蝈是蛙的一种，一到立夏，雨水开始增多，相应的蛤蟆也开始出现在田间鸣叫觅食了。

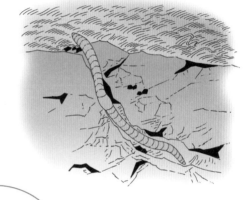

二候蚯蚓出

土地湿润，地下温度持续升高，蚯蚓也开始从地下钻出来，呼吸新鲜空气了。

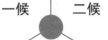

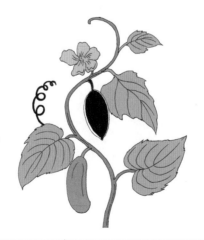

三候王瓜生

王瓜也称土瓜，这时已开始长大成熟了。

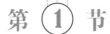
中医视频课

第 1 节

夏季心火旺，养心败火最关键

立夏时节，天地之气充分交合，自然界万物生长繁盛华美。顺应这样的节气特点，人体的新陈代谢程度增强，理当阳气充盛、精神饱满。但立夏之后，不少人会出现口干舌燥、口腔溃疡，甚至心慌胸闷、睡眠不佳等症状。中医学认为，这多是由气温逐渐升高，导致心火过旺造成的。

养心败火为上策

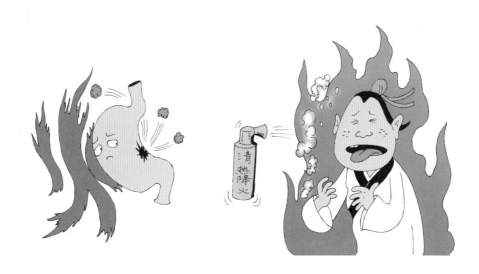

《素问·六节脏象论》中记载"心者，生之本，神之变也，其华在面，其充在血脉，为阳中之太阳，通于夏气"。意思是说，心为五脏六腑之大主，一切生命活动都是五脏功能的集中表现，而这一切又以心为主宰，有"心动，则五脏六腑皆摇"之说。而夏季主气为暑，正如《素问·五运行大论》所述"其在天为热，在地为火……其性为暑"，所以，养心败火工作极为关键。

立夏养生要点一：多食赤色食物

《黄帝内经》指出，人要健康，就要吃五色、五味食物。五色是指青、赤、黄、白、黑，可对应调养肝、心、脾、肺、肾。五味即酸、苦、甘、辛、咸，可滋补肝、心、脾、肺、肾。五味分入五脏，有阴阳属性之别，"辛甘发散为阳，酸苦涌泄为阴，咸味涌泻为阴，淡味渗泄为阳。"根据以上中医理论，夏季应多食味苦、赤色食物。

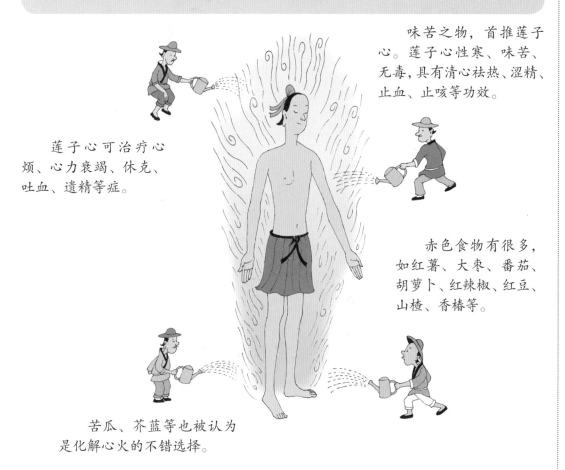

味苦之物，首推莲子心。莲子心性寒、味苦、无毒，具有清心祛热、涩精、止血、止咳等功效。

莲子心可治疗心烦、心力衰竭、休克、吐血、遗精等症。

赤色食物有很多，如红薯、大枣、番茄、胡萝卜、红辣椒、红豆、山楂、香椿等。

苦瓜、芥蓝等也被认为是化解心火的不错选择。

需要说明的是，赤入心，但并非红色食物吃得越多越好，也并非关于心的所有问题都可以用红色食物去平抑和防治。比如，如果阳气偏盛，需要做的就是滋阴抑阳、调养心肾，这个时候从中医的角度来看，就要"以水济火"，因为水可以克制太盛之阳气火，所以，即使是养心，有时也需要进食一些黑色食物，以助平抑盛阳、补益心气。

立夏养生要点二：保持心平气和

入夏之后无论干什么，都要坚持养"心"为上、养"心"为先。即使是坐卧睡觉，也要动作不急不缓，呼吸均匀有序，气自然就和。气顺转化成能量，身心舒展，自然能入静，夏天养心入静也等于进入了佳境。

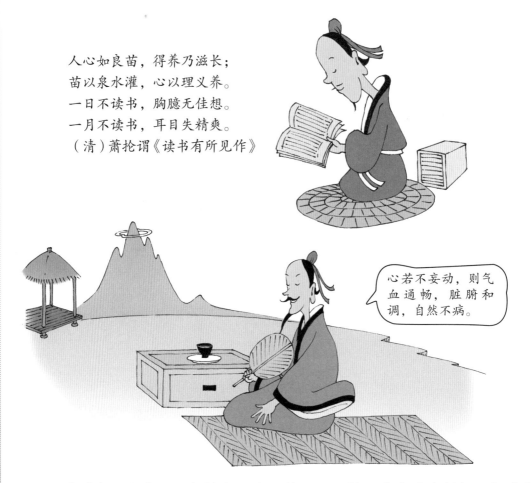

人心如良苗，得养乃滋长；
苗以泉水灌，心以理义养。
一日不读书，胸臆无佳想。
一月不读书，耳目失精爽。
（清）萧抡谓《读书有所见作》

心若不妄动，则气血通畅，脏腑和调，自然不病。

心为健康的主宰，要想健康，先需养心。虽然人生中诸事纷纭，但我们的内心要保持淡然，不要让外来的人、事、物干扰我们平静的心。

《黄帝内经》所说："心者生命之本……为阳中之太阳，应于夏天。"夏天出汗多，也是伤心阴、耗心阳最多的时候，夏天也是心脏最累的季节，所以夏天要重点养心。

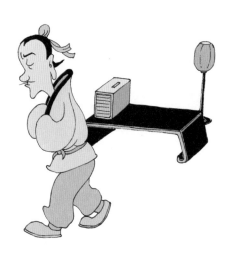

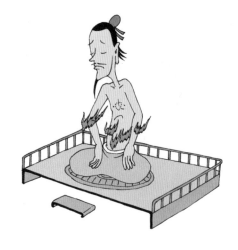

如果心常不安，自然就神难藏，那么，营卫身体的各种"正气"就会趋于耗散。

四季中夏季属火，火气通于心，火性为阳，阳主动。加之心为火脏，两火相逢，故心神易受扰动而不安。

《黄帝内经》特别强调夏季"更宜调息静心，常如冰雪在心，炎热亦于吾心少减。不可以热为热，更生热矣"。

立夏养心七要

⦿　⦿　⦿　⦿　⦿　⦿　⦿

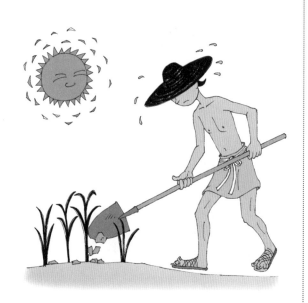

夏天属阳，阳气主泄，所以该出汗时要出汗，不能闭汗。

一要，低温养心。高温能使人体温升高，细胞分裂加速，代谢加快。所以夏天要减少活动强度，避免高温环境，减少出汗，并喝一点淡盐水。

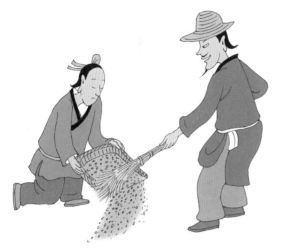

二要，夏天要心慢。夏天天气炎热，血液循环加速，心脏容易负担过重，所以夏天要慢养心，不能累心。

心气虚或心阳虚的人，夏天尤应避免多出汗，以免损伤心阳。

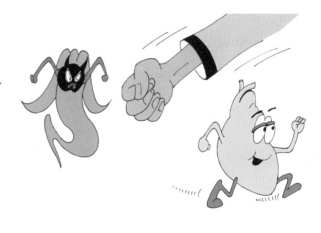

如因汗多出现心慌气短，可用西洋参（3—5克）泡水饮，或服生脉饮（人参或党参、麦冬、五味子）口服液。

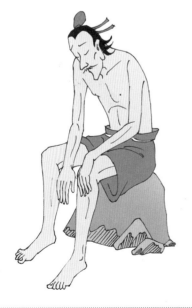

三要，夏养心阳。心阳虚是心气虚的发展，心气虚指心脏功能减弱。主要特点是心慌心跳，胸闷气短，活动后加重、自汗。如不注重保养，发展为心阳虚就会出现心慌气喘加重，而且有畏寒肢冷、胸痛憋气、面色白，舌淡苔白滑，脉弱无力等征象。

四要，夏要养心阴。夏天阳亢，心阴最易被耗。当心阴虚出现心阴血不足时，就不能濡养心脏。

心阴虚者需要注意少劳累、少出汗、多吃养心阴之品，如用麦冬3-5克、酸枣5-10枚泡水喝，或冰糖大枣小米粥，或百合藕粉，或银耳莲子羹等。

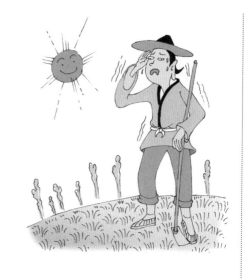

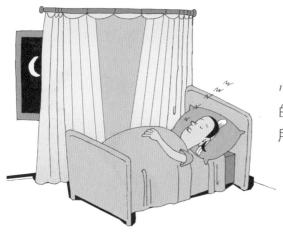

五要，充足睡眠少累心。心是人体最累的器官，在炎热的夏季，心的负担因此会加重，所以夏天要保持睡眠充足。

六要，夏天要养心血。心血虚主要是心血不足，使人的脑髓及五脏失于濡养而出现头昏脑空，乏力疲倦，唇甲色淡，脉细而弱。

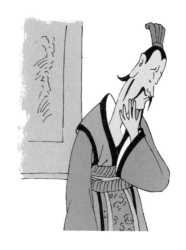

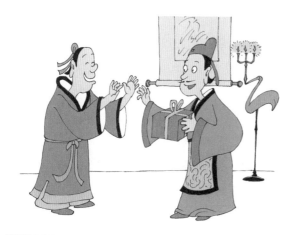

七要，心情愉快享受夏天。夏季燥热心情烦躁，可多走出户外，多和人交往。

第 ② 节

调理疰夏，要滋补脾胃

炎炎夏日，人体出汗多，饮水多，胃酸被冲淡，消化液分泌相对减少，消化功能减弱，致使食欲缺乏，而含脂肪多的食物不但抑制胃酸分泌，还能刺激胃产生一种抑制自身蠕动的"胃泌素"，使食物在胃中停留的时间延长，这样就会感到腹胀，不思饮食。按照老年人的说法，这就是疰夏了。要想解决这个问题，应从健脾养胃入手。

夏季，气候炎热，人体心气消耗增大，一方面急需补充营养物质和津液，另一方面因暑、湿气候的影响易导致脾胃正气不足，脾胃少了气血的滋养，消化功能就会变弱，如此就会感到腹胀，不思饮食。

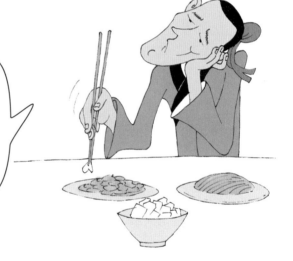

三豆苡仁粥，健脾又养胃

"三豆"即绿豆、赤豆和黑大豆，外加薏苡仁，用它们加上少许粳米一起煮成粥，即为"三豆苡仁粥"。经常服用这种药膳，能有效防治疰夏。

取绿豆、赤豆、黑大豆、薏苡仁各 10 克，放入锅中，加水适量，照常法熬粥，待它冷却，即可连豆带汤一起服用。方中绿豆有清热解暑、除烦解渴之效；赤豆有清热利水、散血消肿之效；黑大豆有解毒、散热、除烦之效；薏苡仁有利水渗湿，健脾止泻，清肺除痹，消炎排毒之效。四者合用，药性缓和，既可清热消暑，又能排毒消肿，还能治腹部胀满，足部水肿，小便不利、疮疡肿疖等。

第 ③ 节

"蚂蚁窝" 痒上手，祛除湿热不放松

清代《疡医大全·蚂蚁窝》中记载："蚂蚁窝多生手足，形似蚁窝，俨如针眼，奇痒入心，破流脂水。"此病多发于手、足部，以形似蚁窝而得名，症状表现为奇痒疼痛，也容易皲裂，严重者会继发感染。

在我国南方，立夏一过，很快就进入了阴湿的梅雨季节。这个时候的湿热天气，会使各种皮肤病发病率上升，"蚂蚁窝"就是其中最常见的一种。

饮食调养

心为"火脏"，夏季属火，火多了就易引起各种皮肤疾病。为了避免各种皮肤病的困扰，就要多吃点儿清解里热、滋养肝的食物。

荞麦、薏苡仁、荠菜、菠菜、蕹菜、芹菜、菊花苗、莴苣、茄子、荸荠、黄瓜、蘑菇，这类食物均性凉味甘，可清解里热，平心静气，润肝明目。此外，生姜、大茴香、桂皮等香料，具有祛寒、除湿、发汗等功效，做饭时适当放一点儿，有温中祛湿的作用。

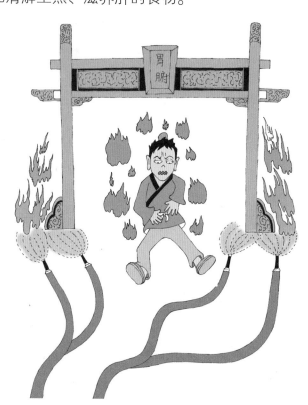

穴位按摩

按摩劳宫穴

劳宫穴是手厥阴心包经的输穴，有清心火，除湿热，凉血息风，理气和胃，镇静安神的作用。

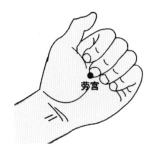

按摩时，先用左手拇指指端顶住右手掌心的劳宫穴，垂直向下按压，其余的手指则按压在手背上，力度由轻到重，一压一松，持续1-2分钟。左右手交替按摩。

按摩合谷穴

合谷穴是手阳明经之原穴，具有活血理气、清热利湿的作用。

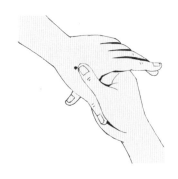

按摩时，可用双手拇指以顺时针方向交替按摩合谷穴。坚持每日2-3次，每次10分钟。

按摩鱼际穴

鱼际穴是肺的荥穴，肺为水之上源，因此，鱼际穴也可以清湿热。

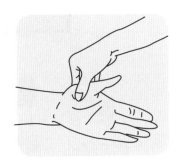

按摩时，先用左手拇指用力来回搓右手的大鱼际，以感觉发热为宜，每次搓5分钟，然后换手搓另一只手的大鱼际。

经常按照以上方法按摩，不仅能清热利湿、活血护肤，有效缓解"蚂蚁窝"带来的痒痛感，还能有效防治胸闷、心痛、中暑等夏天常见症状。

"手少阴式"，让你安眠到天亮

炎炎酷夏，很多人心情烦恼、难以入眠。晚上即使早早躺在床上，常常也要酝酿很久才能入睡，或者是已经睡着了，半夜却突然惊醒，醒了以后再难以入睡。这样几天下来，就会感觉头昏脑涨、肌肉酸痛，记忆力也跟着减退，这就是"失眠"了。

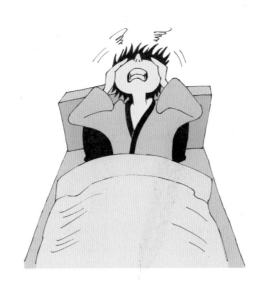

"手少阴式"锻炼法如下。

（1）取站姿，两眼目视前方，或者微闭，将身体置于一种"无政府状态"之中，完全处于一种失控下的放松状态，思想可以任由驰骋。

（2）双手合十在胸前，然后两个手掌向外侧翻过来，手心向外，手背贴在一起。两个小指头相互勾住，让小指带着手指向下、向外翻。

（3）吸气时，将手臂向前伸直，并尽量向头顶伸展；而在呼气时，双手慢慢按原来的路线收回，再回到合十的状态。

以上运动以增强肌肉灵活度为目的，同时借助外界呼吸来加强气机的升降，从而推动气血的通畅，让人吃得香、睡得着。

小满

小得盈满调风疹

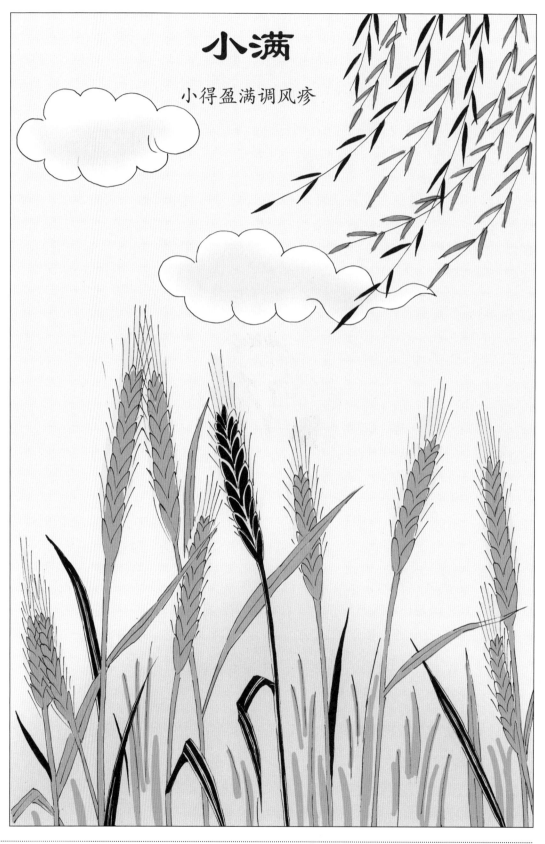

每年的 5 月 21 日前后，太阳到达黄经 60° 时，即为小满。进入小满，苦菜已经枝叶繁茂；而喜阴的一些枝条细软的草类在强烈的阳光下开始枯死；麦子开始成熟。此时，尽管气温明显升高，但远没有进入创高温纪录的时期。

小满三候

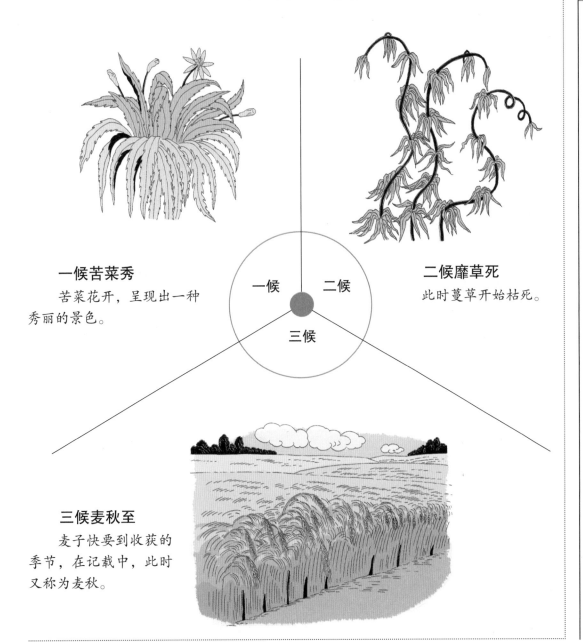

一候苦菜秀

苦菜花开，呈现出一种秀丽的景色。

一候 二候 三候

二候靡草死

此时蔓草开始枯死。

三候麦秋至

麦子快要到收获的季节，在记载中，此时又称为麦秋。

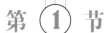

第 **1** 节

小满湿热重，当心风疹找上门

农谚有"小满小满，江满河满"之语，意思是说过了小满，降水增多，江河湖泊的水量多起来，闷热潮湿的天气来临，致使风疹病的发病率直线上升。所谓风疹，是儿童常见的一种呼吸道传染病。得了此病后，皮肤除会出现大小不等的皮疹外，还会奇痒难忍。很多人在用手抓痒时经常会伤到皮肤。由于风疹来得快去得也快，如一阵风似的，"风疹"也因此得名。

小满季节为何多发风疹

《金匮要略·中风历节》将风疹的成因归结为"邪气中经，则身痒而隐疹"。具体来说，小满节气的特点是湿。

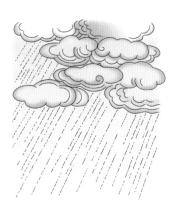

小满雨水较多，空气中湿邪较重，湿邪郁积于人体肌肤。如果再复感风热、风寒，与湿相搏，就会郁于肌肤皮毛腠理而发病。

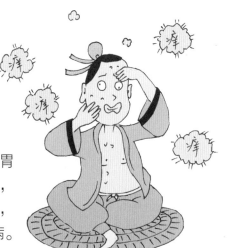

还有一种情况是肠胃积热，若不小心感受风邪，内不得疏泄，外不得透达，也会郁于皮毛腠理而患病。

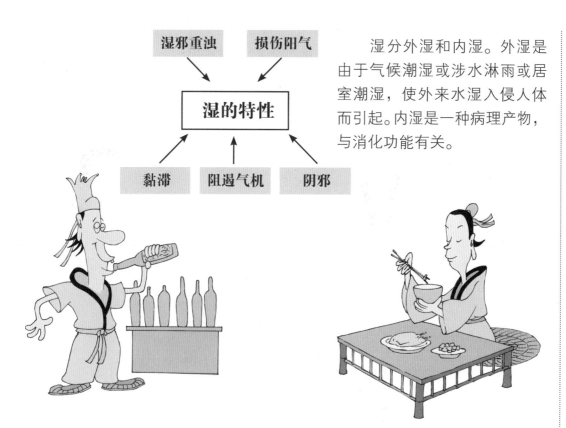

湿邪重浊　　损伤阳气

湿的特性

黏滞　　阻遏气机　　阴邪

湿分外湿和内湿。外湿是由于气候潮湿或涉水淋雨或居室潮湿，使外来水湿入侵人体而引起。内湿是一种病理产物，与消化功能有关。

喜欢吸烟、喝酒、嗜食辛辣、喜欢熬夜的人，都会在体内郁结湿热，这些湿热排不出去，就会成为风疹的致病因素。

改变不良的生活习惯。多吃一些具有清热利湿功效的食物；日常起居也应顺应阴阳消长的规律；早睡早起，以顺应体内阳气的生发。

所以，风疹是由风、热、湿三者所引起的，但邪气只有在血中才会致病。所以想要治疗风疹，就必须先清除血中的邪气。

原料	浮萍、荆芥各6克，细熟地黄、炒牡丹皮、赤白芍、地肤子、海桐皮、白鲜皮、豨莶草各10克，白茅根12克，薏苡仁15克
制作	将上方加适量水煎服
方解	熟地黄、牡丹皮、芍药等皆为凉血药物，有清热祛风之效；地肤子、茯苓、薏苡仁等有疏风清利之效，海桐皮、赤芍有疏通瘀血之效，再加入熟地黄、牡丹皮等血分药，能起到疏风清热、除邪止痒的效果

原料	竹叶卷心、水牛角各6克，金银花10克，生地黄20克，粳米100克
制作	将前4味洗净入锅中，加入适量的水煎汁。再将粳米洗净，与煎取的药汁同煮粥，熟后即可食用。每日2次服食
方解	竹叶卷心可清心泻火、解毒除烦、消暑利湿；水牛角可清热、凉血；金银花可清热解毒，而且不伤脾胃；生地黄可清热凉血。诸药合用，对风疹患者有很好的治疗效果

中医解读骨关节疼痛

视频讲透黄帝内经·二十四节气

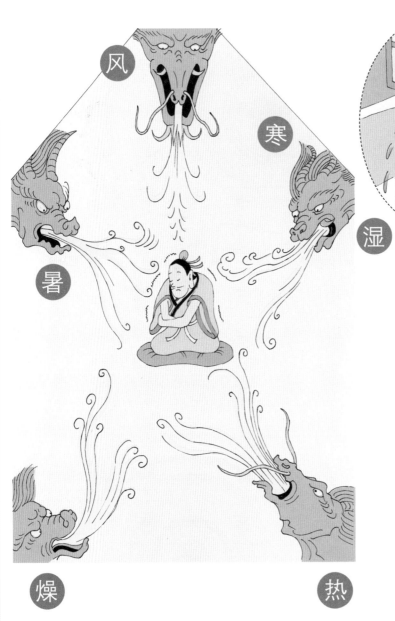

对于骨关节炎患者来说，本身阳气不足，若再遇湿邪侵袭，无法及时将湿气排出体外，湿气就会停着于关节，诱发骨关节炎。

尤其是受凉后发病率极高，在遇暖之后会有效缓解。

夏季阳气散发于体外，而骨关节炎患者多数年龄偏大，自身的阳气本身就不足，再加上小满雨水较多，空气中湿邪较重，而湿邪常与其他邪气"狼狈为奸"，对人体健康造成极大危害。

祛除骨痛，从补肝肾入手

中医学认为，"肾主骨，肝主筋"，如果肝肾不足，筋骨失养，又外感风寒湿邪，就会痹阻筋骨，不通则痛。故本病为本虚标实之证，即肝肾亏虚为本，风寒湿邪侵袭、跌打损伤为标。治宜补益肝肾、祛风散寒除湿、活血化瘀。

骨关节疼痛食疗方

	原料	制作	功效
木瓜鲜奶汁	木瓜360克，鲜牛奶2杯，白砂糖适量，碎冰块适量	取新鲜熟透木瓜，去皮、核，切成大块。将木瓜块、鲜牛奶、白砂糖及适量碎冰块放入果汁机中，打碎成浓汁，即可饮用	滋补肝肾，活血通络。治疗关节疼痛、湿痹等症
木瓜花生排骨汤	鲜熟木瓜1个（约500克），干鲜花生仁100克，鲜猪排骨250克，调味料适量	将鲜熟木瓜洗净去皮，并切成粗块备用；用清水把干鲜花生仁洗净；用清水把鲜猪排骨洗净血污，斩成大块，并加精盐拌匀。将上述汤料同放进汤煲内，加入适量清水，先用武火，后用文火煲煮，煮至花生仁熟透变软即成	补血止血，养肝降压，润肤养颜

木瓜含有机酸较多，凡胃酸过多者不宜食用，小便不利或小便短赤涩者也不宜服用，精血虚而真阴不足者亦不宜服用。

据《本草纲目》记载：木瓜性温味酸涩，有香气，入肝、脾经，具有平肝、舒筋、活血、通络、化湿、和胃的功效，有效防治风湿性关节炎、腰膝酸痛、足气肿胀、小腿肌肉痉挛等症。现代医疗也证明：木瓜中含有广谱抗菌的齐墩果酸、多种氨基酸、人参皂苷等成分，对人体健康长寿有益。

夏季人体多内热，千金难买六月泻

夏天烈日炎炎，经常让人叫苦不迭。其实，不仅外面天气热，人体的内热也较重。当内热积累到一定程度，就会出现口干舌燥、咽喉肿痛、头晕、眼花、耳鸣等症状。所以夏日养生一定要注意祛除内热。

炎夏生"内热"

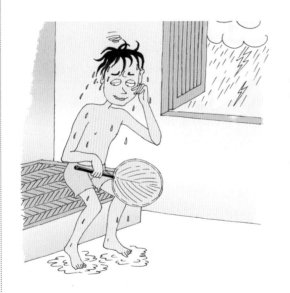

在中医看来，人体是由阴阳二气构成的。阴阳二气平衡，人体就会处于最佳状态。如果阳过了，就是内热了。而夏季天热湿重，湿与热合并入侵人体，人体出汗本就较多，再加上人们贪凉爽喜欢吹空调，毛孔受冷一下就闭住了，热邪向外发散不出去，也会形成内热。

由于肠道阴液亏耗，大便不通，犹如江河无水，船舶不能行驶一样，称为无水舟停。

人体内热郁结，除影响呼吸系统以外，还极易导致便秘。中医称之为"无水停舟"，因人体内津液属阴，也就代表水，阴虚说明水不够了，舟就指体内的糟粕。津液不能濡润肠道，糟粕就会停于肠内从而造成便秘。

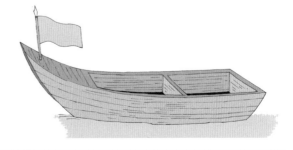

养阴生津，增水行舟

⬤ ⬤ ⬤ ⬤　⬤ ⬤ ⬤ ⬤

　　入夏之后，天气渐渐变得燥热，尤其是户外工作和不爱喝水的人，体内很容易缺水，再加上饮食不规律、休息时间不足、疲劳过度等因素，很容易使肠胃浊气不能及时排出，内热伤津，最终导致热结便秘。怎么解决这个问题呢？古人的智慧是：增水行舟。

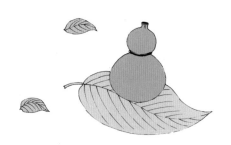

【方剂名】增液汤，清代《温病条辨》。
【组成】玄参 30 克，麦冬 24 克，生地黄 24 克。
【用法】用水 2500 毫升，煮取 900 毫升，口干则与饮令尽，不便再作服。
【功效】滋阴清热，润肠通便。

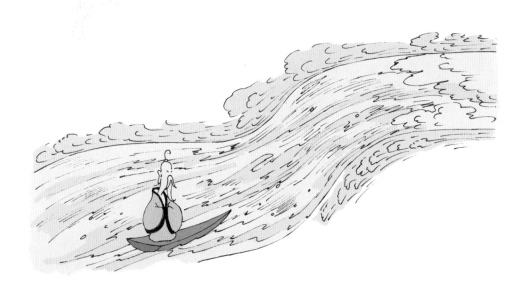

　　"增液汤"是增水行舟的代表方。主要用于因"津液不足，无水舟停"及"热结液干"所致的便秘。

消除内热的食疗方

对于消除内热，民间有"千金难买六月泻"的说法。这里的"泻"不是指"拉肚子"，而是舒通的意思，这在中医里称"下法"。

消除内热的食疗方			
	原料	制作	禁忌
方一	番泻叶6克	用开水冲泡，代茶频饮，很快就会有便意。番泻叶入大肠，有泻热行滞、通便利水的效果	此方虽有明显的泻下作用，却易导致呕吐、恶心及食欲缺乏等症状，不宜长期使用
方二	大麦粉50克，大米适量	用开水冲泡，代茶频饮。取大麦粉50克，加水搅拌均匀。再在锅内放入适量大米，用清水煮沸。等到米开花后，再把刚才调好的面糊缓缓注入，一边注一边用勺不停地搅动。粥熟后再加入少许食用碱提香，等粥色微微泛黄时即可食用。	

李时珍在《本草纲目》中评价此粥有"味甘、性平，可消积进食、平胃止渴、消暑除热、益颜色、实五脏、化谷食"之功。每周至少喝上3次，一个夏日下来，保证可以清除内热，而且对身体不会有任何不良反应。

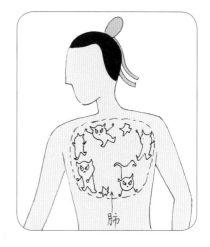

肺

下法是根据《素问·阴阳应象大论》"其下者，引而竭之；中满者，泻之于内。其实者，散而泻之"的原则而确立的。凡是胃肠实热积滞、燥屎内结，及体内蓄水、冷积、瘀血内蓄等邪实之证，而正气未虚者，均可使用。

消除内热的按摩方

按摩曲池穴：先把肘部弯曲，找到肘部最突出的那个骨头，然后再找到弯曲合上的这个点，突出的那个骨头和这个点之间的中间点就是曲池穴。常按摩此穴，有祛风除湿、清热泻火、行气通络之功效。

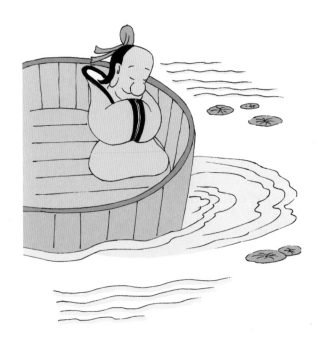

曲池：曲，隐秘也，不太察觉之意。池，水的围合之处、汇合之所。曲池，指本穴的气血物质为地部之上的湿浊之气。穴在曲肘横纹外侧端，肘骨曲角内缘陷中，因名"曲池"。曲肘覆手取之，穴名与曲泽义同。

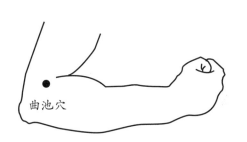

曲池穴

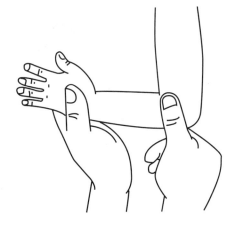

用拇指或中指指端来按揉，每次1～3分钟，每日按摩1～2次。

第 **3** 节

会吃会喝精神足，汤水先行保脾胃

小满时节，气温较高，人体体内水分蒸发过多，消化液分泌大大减少，加之睡眠不足和夏天喜食冷冻食品等因素，胃肠的消化功能减弱，容易出现不想吃饭、浑身没劲或者饭后感觉胃满满的、腹胀、拉肚子等症状。如果湿热侵袭到小孩，最常见的症状就是腹泻、大便不顺畅。如果湿热侵袭到老年人，就可能出现下肢酸困、腰痛等症状。此时，我们要考虑养养脾胃。

饮食自倍，肠胃乃伤

《素问·痹论》中说的："饮食自倍，肠胃乃伤。"也就是饮食要有节制的意思。针对小满时节易发疾病的特点，日常饮食应以汤、羹、汁等汤水较多、清淡而又能促进食欲、易消化的膳食为主，杜绝饮食过咸、过甜及过饱、过饥等情况。

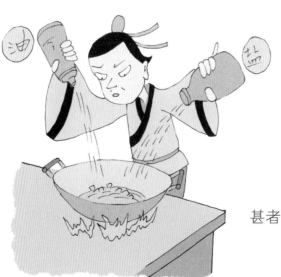

饮食过咸，会使血压升高，甚者可造成脑血管功能障碍。

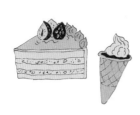

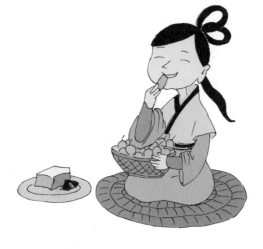

吃甜食过多会使血糖升高，严重者可诱发糖尿病。

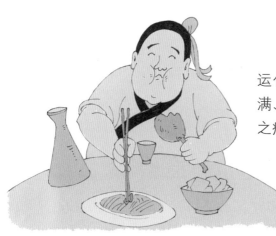

过饱，会超过脾胃的消化、吸收和运化功能，导致饮食阻滞，出现脘腹胀满、嗳腐泛酸、厌食、吐泻等食伤脾胃之病。

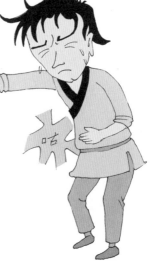

过饥，则摄食不足，化源缺乏，而致气血不足，抵抗力降低，继发其他病证。

食粥为饮食之妙诀

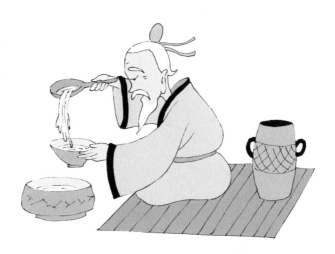

粥是最利于健脾的食物，可以帮助脾胃滋阴，平衡健旺的阳气。所以古人称"粥饭为世间第一补人之物"。

严防"病从口入"

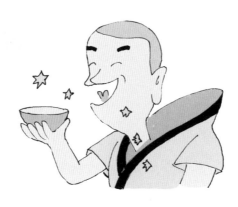

小满时节，细菌开始大量繁殖，要格外注意饮食卫生，不食用过期变质的食物，过夜或从冰箱中取出的食物应当加热后食用，严防急性胃肠炎、菌痢、食物中毒、伤寒、感染性腹泻等消化道传染病从口而入。

小满养生要点

小满，意为夏熟作物的籽粒开始灌浆饱满，但还未成熟，只是小满，还未大满。此时气温明显升高，已进入运气学中的"三之气"，主气是少阳相火，客气是厥阴风木，属风属火。而小满养生要遵循以下要点。

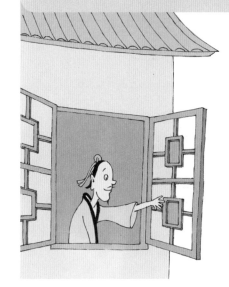

起居养生

小满后气温明显升高，雨量增多，但早晚仍会较凉，气温日差仍较大，尤其是降雨后气温下降更明显，因此要注意适时加衣，尤其是晚上睡觉时，要注意保暖。同时也应当顺应夏季阳消阴长的规律，早起晚睡，但要保证睡眠时间，以保持精力充沛。

情致养生

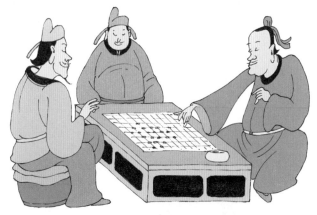

小满时节风火相扇，人们易感到烦躁不安，此时要调适心情，以防情绪剧烈波动后引发高血压、脑血管意外等心脑血管病。此时可多参与一些户外活动怡养性情，如下棋、书法、钓鱼等。

饮食养生

进入小满后，气温不断升高，人们往往喜爱用冷饮消暑降温，但冷饮过量会导致腹痛、腹泻等病证。尤其是小儿消化系统发育尚未健全，老年人脏腑功能逐渐衰退，故小孩及老年人更易出现此种情况。

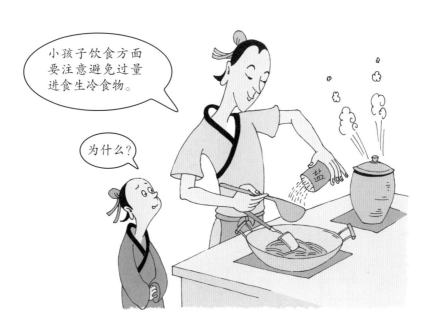

小孩子饮食方面要注意避免过量进食生冷食物。

为什么？

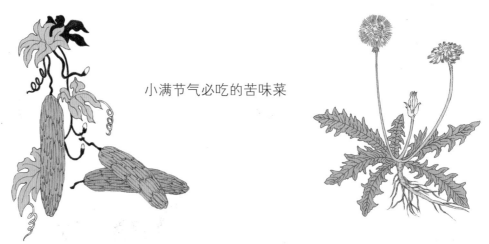

小满节气必吃的苦味菜

苦瓜：具有增食欲、助消化、除热邪、解疲乏、清心明目、益气壮阳等作用。

蒲公英：性味甘、苦、寒，入肝、胃经，具有清热、解毒、止泻、保肝、健胃、降血压等作用。

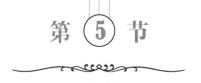

第 5 节

小满应升清降浊

自然界阴阳之气是在不断变化，但是这种变化是有规律的：阳气轻清上升，阴气重浊下降。小满时节养生，人们应该抓住这一有利时机调补升阳，让浊气下降，充实身体。

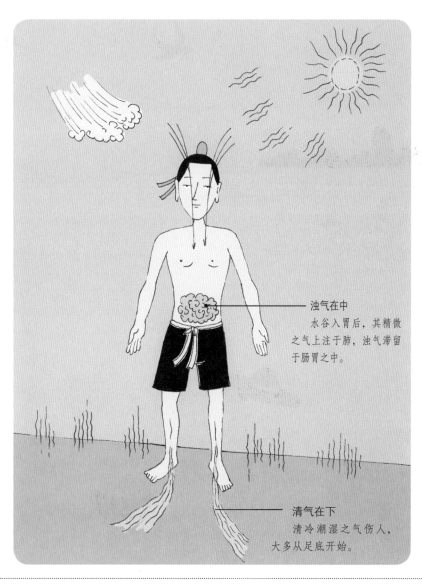

浊气在中
水谷入胃后，其精微之气上注于肺，浊气滞留于肠胃之中。

清气在下
清冷潮湿之气伤人，大多从足底开始。

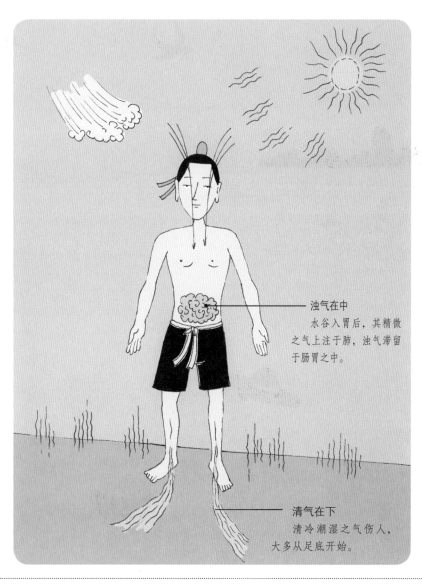

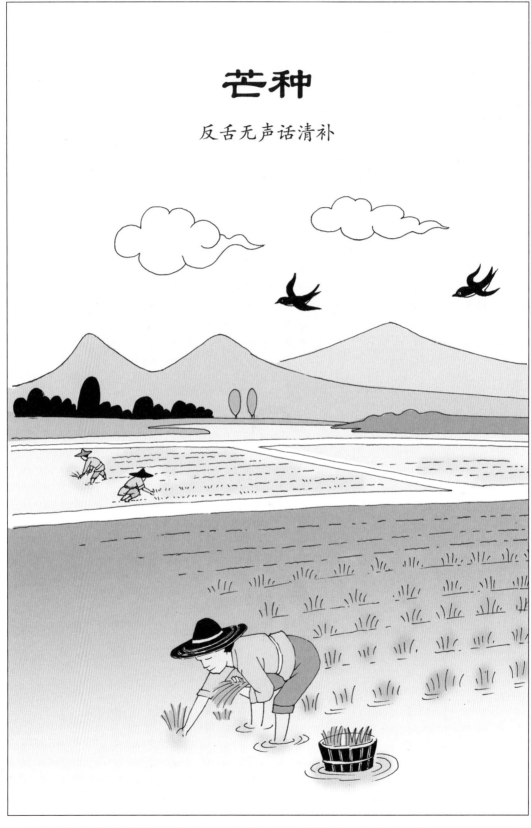

芒种

反舌无声话清补

每年的 6 月 6 日或 7 日，太阳到达黄经 75° 时，即为芒种。对于芒种时节的养生重点，应归结为"清补食物宜多食，坚持午睡利养生"。

芒种三候

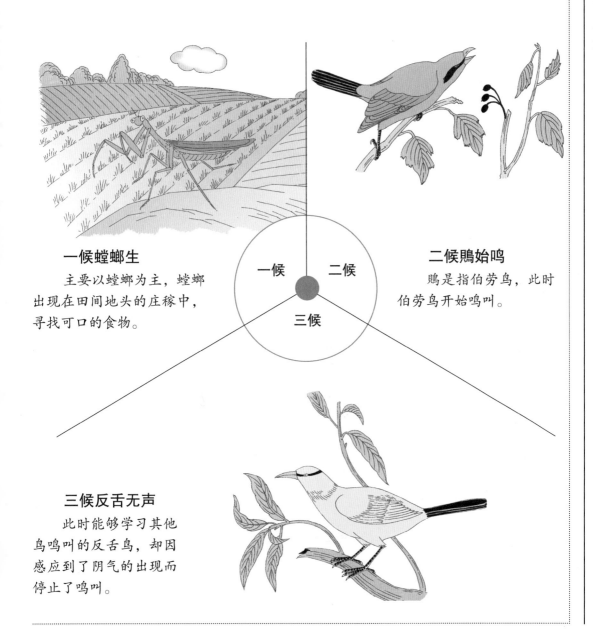

一候螳螂生

主要以螳螂为主，螳螂出现在田间地头的庄稼中，寻找可口的食物。

一候

二候

三候

二候鵙始鸣

鵙是指伯劳鸟，此时伯劳鸟开始鸣叫。

三候反舌无声

此时能够学习其他鸟鸣叫的反舌鸟，却因感应到了阴气的出现而停止了鸣叫。

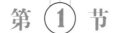

第 **1** 节

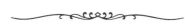

芒种时节，祛湿保健最忙碌

"芒种"，也被称为"忙种"。"芒"是指麦类等有芒作物的收获；"种"是指谷黍类作物的播种。俗话说"春争日，夏争时"，其中的"争时"就是需要抓紧时间的意思。然而最忙的时候，也是腹泻、腹痛、肠炎等消化道疾病的多发季节，痢疾、寄生虫等疾病易出现"燎原"之势。此时节还有一个较为显著的特点，就是雨量增加，空气中湿度加大，各种物品容易变质发霉，尤其是我国长江中下游地区显得更为明显。

《黄帝内经》认为，养生就要"顺四时，适寒暑"，根据芒种所特有的气候特点，我们应制定以下养生要点。

芒种按摩养生

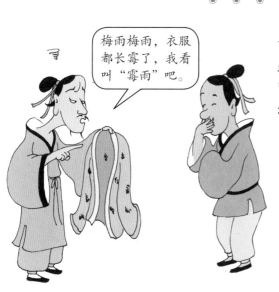

梅雨梅雨，衣服都长霉了，我看叫"霉雨"吧。

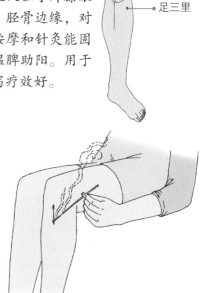

足三里穴位于外膝眼下 4 横指、胫骨边缘，对此穴加以按摩和针灸能固肾益精，温脾助阳。用于治疗五更泻疗效好。

足三里

将点燃的艾条沿足三里穴缓慢上下移动，感觉微烫但不致灼伤为宜。此法可以改善肠胃功能。

要化湿，要清热，要酌补

芒种时节，南方正值阴雨连绵的梅雨天，而北方虽然更干燥些，但雨量和湿度也是全年最高的，也是一年中湿气最重的，而此时五脏六腑也最容易被湿气侵害，因此芒种养生要清热、化湿、酌补。

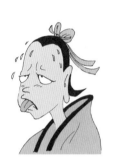

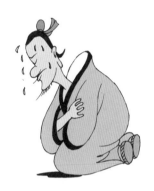

湿气在肝胆，会出现口干口苦；湿气在胃，会出现消化不良，胃脘痛；湿气困脾，会出现舌苔黄腻等症状。

夏季人体出汗多、消耗大，容易感到疲倦乏力、食欲不振，饭后腹胀。

要改善以上症状，则需要

化湿　　　　清热　　　　酌补

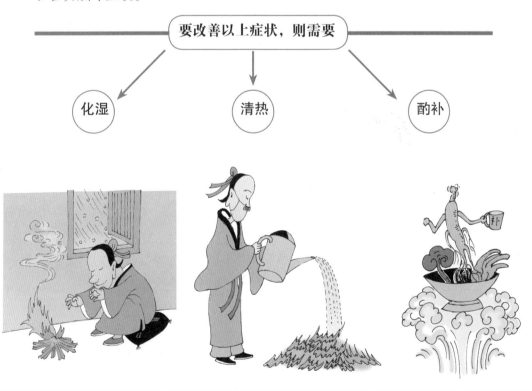

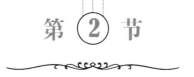

午时眯一会儿，不怕"夏打盹儿"

俗话说"春困秋乏夏打盹儿"，这是有一定的科学道理的。在炎热的夏季，随着气温的升高，皮肤的血管和毛孔随之扩张，皮肤的血流量就会大增，供应大脑的血流量就会减少。大脑为了自保，就会降低兴奋性，人就易产生困倦。此外，由于新陈代谢的速度也会加快，对氧的消耗也大增。大脑在缺氧的环境下工作效率就会降低，经常感到困倦也就不足为怪了。

小憩养神，补充气血，精力充沛

有规律的午休习惯，对身体好处很多，比如有益皮肤和改善巩固记忆力，对脑神经细胞的修复也有一定作用。经过一整个上午的工作，大脑处于疲劳状态，午休正好能够缓解脑部疲劳，为下午的工作蓄电。

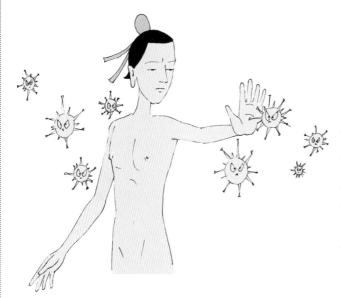

强化免疫细胞。睡眠与人体免疫系统有着紧密联系。通常，免疫系统的自我修复再生，都是进入睡眠状态后完成的。随着身体免疫系统得到修复，睡眠无形中强化了免疫细胞，减少外来致病菌的侵扰。

改善记忆力。记忆力不好的人，更应当重视午休习惯。因为午休能够调节大脑神经，促进脑神经的修复。

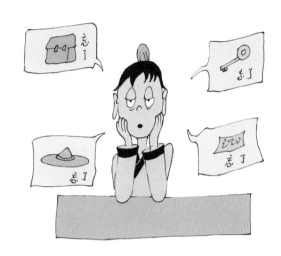

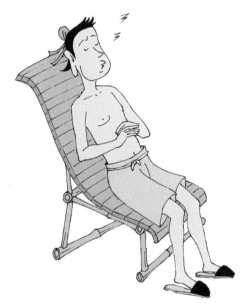

加速皮肤新陈代谢。在熟睡过程中，皮肤血管处于扩张状态，血流量更丰富，有利于营养通畅运输，可帮助全身细胞获得充足养分自我修复。所以，睡眠时人体代谢十分旺盛，一个良好的午休可以使人午后精力充沛。

预防近视。一整个上午的辛勤工作后，眼睛也需要休息。人在闭眼后，眼球的睫状肌处在休眠状态，可以降低近视的发生。此外，午休时泪腺开始分泌泪液，缓解上午用眼过度后眼睛干涩的不适，从而确保眼睛的健康。

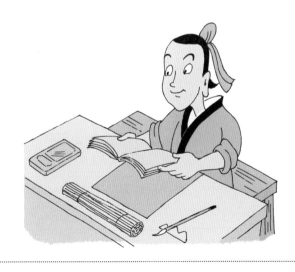

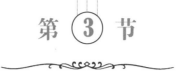

第 3 节

"端午粽"中话温补

　　顾名思义，芒种意即适合播种有芒的晚谷、黍、稷等谷类作物。作为种植农作物时机的分界点，芒种节气后，由于天气炎热，农作物的成活率就越来越低。此时的养生更应要根据季节的气候特征来进行。

　　端午节通常处在二十四节气中的芒种，端午节吃粽子的习俗，对人的养生是非常有益的。因为粽子的原料多为糯米，糯米是一味温补的中药食材，可入脾、胃、肺经，具有补中益气的功效。

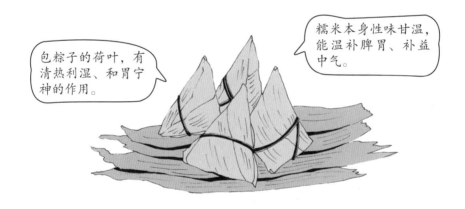

> 包粽子的荷叶，有清热利湿、和胃宁神的作用。

> 糯米本身性味甘温，能温补脾胃、补益中气。

糖尿病：粗粮粽

糯米升糖指数高，糖友可用杂粮代替部分糯米，粗粮和糯米 1∶2 的比例混合，如燕麦、紫米及红豆、芸豆等一些豆类。

心血管病：素菜粽

好多肉粽是高油脂、高热量、低纤维，不健康，内馅可用香菇、芥菜末儿等素菜做原料，可口，且热量低，纤维含量高，再放碎萝卜干、香菇、栗子等一并切丁炒香，加喜欢的调味品，包入粽子，别有风味。

养生美容：枣子板栗粽

枣味甘性温，有补中益气、养血安神的功效，栗子有补气健脾、益肾的功效，馅儿选大枣、栗子做的粽子，可算是粽子中的"营养品"。可单独包，也可混合包入。

芒种温补，健脾养胃

对于天地之间已处于"气缓"状态的芒种而言，与春节自然界处于"气盛"状态不同，养生项目中应该顺应变化，由春季的疏泄变为温补。

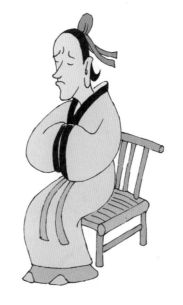

中气不足的年老体弱者及慢性病者，会发生心肌供血不足或心脏停搏的情形，建议经常食用韭菜、洋葱、蒜苗、南瓜、茴香及人参、大枣、蜂王浆、虫草等温补之品。

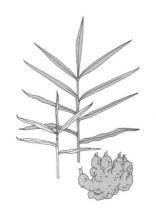

对于年老体弱者，身边最好常备些姜片、姜茶，当感觉中气不足波及心脏时，即时食用可避免危险。

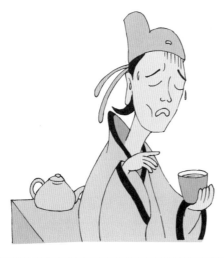

气虚者应减少生冷食物和寒凉性瓜果、蔬菜的用量。少吃油腻，多吃苦味、甘甜及有清热作用的食物。如用莲子、鲜薄荷、生地、鲜荷叶、鲜藿香、鲜佩兰、鲜竹叶、鲜藕做成的粥或汤，放少许食盐，对健脾养胃，滋养心阴、心阳有益处。

食物中毒不要慌，对症治疗有奇方

夏季是食物中毒和食源性疾病的高发期。所谓食物中毒，是指因食用不利于人体健康的食物（如被细菌及其毒素污染的食物），或摄食含有毒素的动植物（如毒蕈、河豚等），导致急性中毒性疾病。治疗食物中毒时，要根据不同的病因，对症治疗。

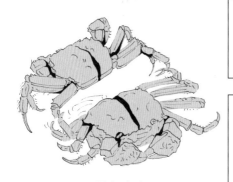

螃蟹中毒

吃螃蟹如果不分优劣，乱嚼一气，或者与食物搭配不当，如与柿子同食，也能引起食物中毒。

取大蒜 15 克，捣碎后用冷开水浸泡去渣，加红糖 25 克，1 次喝下，再隔 1 小时喝 1 次，连喝 3-4 次，有一定效果。

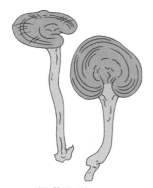

蘑菇中毒

蘑菇味道鲜美而营养丰富。但却有无毒和有毒之分。如果误食毒菇，或食用过期变质的蘑菇，就会导致中毒。

让中毒者大量饮用温开水或稀盐水，以减少毒素的吸收。取甘草 6 克，大黄、白芍、金银花、牡丹皮、连翘各 10 克，煎汤服食。也可先用手指、筷子等刺激舌根部催吐。

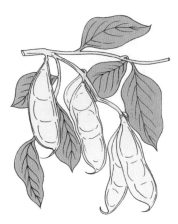

扁豆中毒

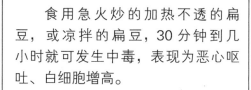

食用急火炒的加热不透的扁豆，或凉拌的扁豆，30分钟到几小时就可发生中毒，表现为恶心呕吐、白细胞增高。

用甘草、绿豆适量煎汤当茶饮，有一定的解毒功效。用鲜芹菜叶加水煎剂，或用鲜芹菜以开水烫后榨取其汁，食后同样能清热解暑。

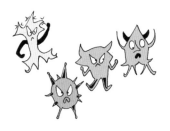

细菌性中毒

食物在制作、储运、出售过程中处理不当会被细菌污染。吃了这样的食物会导致细菌性食物中毒。

用生姜汁1匙加糖冲服，以止呕吐。生大蒜4-5瓣，每天生吃2-3次，同时在恢复前尽量少吃油腻食物。

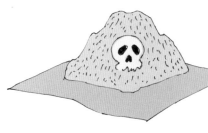

服催眠药
过量中毒

服用过量的催眠药会引起急性中毒，轻者有头痛、嗜睡、眩晕、恶心、呕吐等表现；重者会出现昏睡不醒、体温下降、脉搏弱等症状。

服药早期，可用水解毒，先喝几口淡盐水，然后催吐。需要说明的是，如果服药已超过6小时，则应口服导泻药，促使药物排出，还可刺激其水沟、涌泉、合谷、百会等穴。

防治空调病，多备藿香正气水

对于酷暑难耐的夏季，宋代诗人王令做出了这样的描述："清风无力屠得热，落日着翘飞上山，人困已惧江海竭，天岂不惜河汉干。"现代人为了避热消暑，喜欢待在空调屋子里，整日整夜地开着空调。时间长了，易使人产生头晕、打喷嚏、流鼻涕等症状，还会感到胃部和腹部开始疼痛，并伴有大便溏稀的症状。如果衣着过于单薄，还会引起关节酸痛、颈肩麻木等症状。这在医学上称为"空调综合征"，也就是我们所说的"空调病"。

人为何会得"空调病"

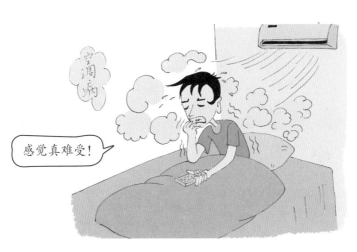

中医学认为，"阴阳四时，万物之始终，顺之则治，逆之则乱"，人与天地相合身体才能健康。空调虽然给我们营造了一个人工的低温环境，但夏天天气热，人的阳气都是浮越于外的，气血也是向外走的。常开空调，会使寒邪侵身，损耗人体浮越于外的阳气，从而出现一系列脾、肾阳虚的症状，如关节酸痛、颈僵腰痛等。

视频讲透黄帝内经·二十四节气

如何治疗"空调病"

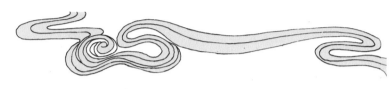

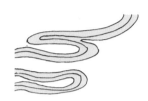

藿香正气水主要由藿香、苍术、陈皮、厚朴、白芷、茯苓、大腹皮、半夏、甘草、紫苏等组成。藿香、紫苏、白芷等有解表的功能，可以直接攻击"风魔"；茯苓、半夏等有祛湿的效果；大腹皮、陈皮、厚朴等则可以理气。所以，此药可解外风、气郁引起的疾病，对预防空调病也有较好的效果。

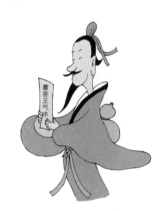

巧用生姜：吹空调久了，就会感觉胃部不适，腹部作痛，此时只需在茶杯里倒入些许大枣和一片姜，用开水冲泡，代茶频饮，就能缓解肠胃不适。方中大枣性温，可以补益脾胃，再加上生姜可以驱寒，两者合用，驱寒暖胃效果更加显著。

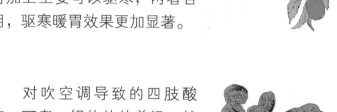

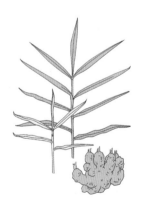

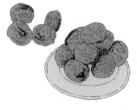

对吹空调导致的四肢酸痛，可煮一锅热热的姜汤，然后用毛巾浸水，趁热敷于患处。或者用姜汤洗手或泡足，也可以达到活血、驱寒的效果。

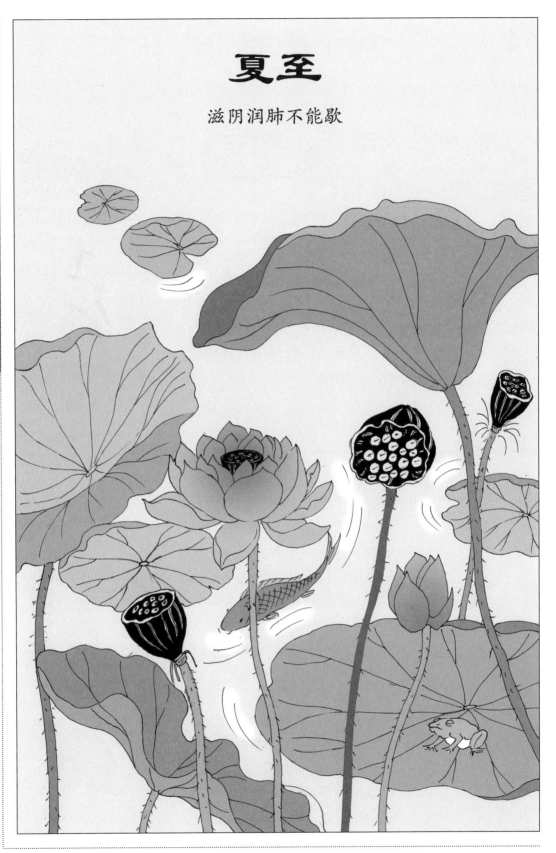

夏至

滋阴润肺不能歇

视频讲透黄帝内经·二十四节气

夏至，古时又称"夏节""夏至节"。既是二十四节气之一，也是古时民间"四时八节"中的一个节日，自古就有夏至拜神祭祖之俗，以祈求消灾年丰。太阳运行至黄经90°时为夏至交节点，一般在公历6月21-22日交节。

夏至三候

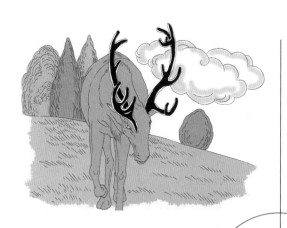

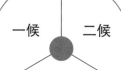

一候鹿角解

这时候鹿角上的粗糙的皮已经相继脱落，继而新生的皮肤代替了这种衰微的景象。

二候蜩始鸣

蜩指的就是蝉，这时候蝉已经出现并且开始鸣叫了。

三候半夏生

这个时候半夏开始出苗了，因为这个时节处于夏季的分界点上，于是又被称为半夏。

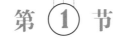
中医视频课

中医解读"滋阴润肺"

　　所谓"阴"，是指体内的体液，包括血液、唾液、泪水、精液、内分泌及油脂分泌等。体内的体液不足，机体就会失去相应的濡润滋养，如津液不能输于体表，皮肤就会干燥，甚至有些人皮肤会干燥得出血；津液不能上承，口里得不到滋润，就会出现口干舌燥。此外，如果身体出现了不明包块、硬结或不明原因的发热、便血、尿血等症状，也需从滋阴润肺着手调治。

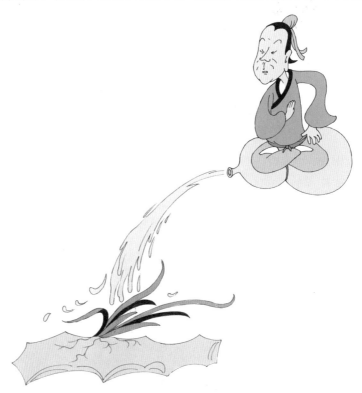

　　夏至是阳气最旺的时节，养生要顺应夏季阳盛于外的特点，注意保护阳气。夏至与心气相通，夏季多汗易使心气涣散，中医又有"汗为心之液"之说，大量出汗耗损的就是心气。因此，中医有"春养肝，夏调心，秋养肺，冬养肾"的四季养生法。

多食祛暑益气之品，少食寒凉之品

炎热夏季，适当吃些祛暑益气、滋阴润肺之物，对于清泻暑热，健脾利胃十分有利。元代丘处机在《摄生消息论》指出："夏季心旺肾衰，虽大热，不宜吃冷淘冰雪、蜜冰、凉粉、凉粥，饱腹受寒，必起霍乱。"

燕窝性平，味甘，有补气阴的功用，尤其能益肺阴，为清补佳品。凡阴虚之人，尤其是肺阴虚者，如支气管扩张、肺结核、老年慢性支气管炎等患者，最宜食之。

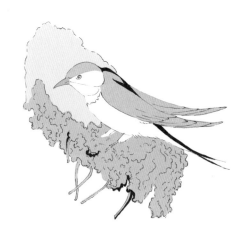

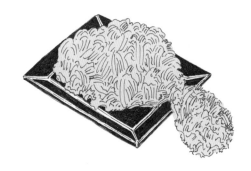

银耳性平，味甘淡，有滋阴养胃、生津润燥的作用，为民间最常用的清补食品，尤其是对肺阴虚和胃阴虚者，最为适宜。

枸杞子性平，味甘，有滋阴益寿之功，尤其是对肝肾阴虚的腰膝酸软、头晕目眩、视物昏花、耳鸣耳聋，或是肺阴虚的结核病盗汗、虚劳咳嗽，糖尿病的阴虚消渴等，食之更佳。

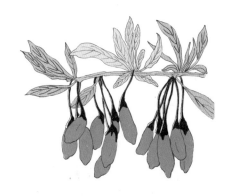

夏季的不少当季水果，如梨、葡萄和石榴，都是养肺的能手。以梨为例，它有清热解毒、润肺生津、止咳化痰等功效，不论生吃还是榨汁、炖煮或者熬成膏，对肺热咳嗽、支气管炎等症有较好的治疗效果。

第 ② 节

警惕"热中风"，祛暑降温不放松

很多人认为，中风大多发生在气温低的冬季。其实，夏季也是中风的高发季节。特别是夏至时分，酷热多雨，空气湿度大，如果不能顺应季节气候的变化，体内阴阳失调再加上出汗，更容易损耗阴津，导致"阴亏于前，而阳损于后；阴陷于下，而阳泛于上，以致阴阳相失，精气不交，所以忽而昏愦，猝然仆倒……"特别是患有高血压、冠心病、高脂血症的老年人，更要警惕夏季的"热中风"。

中医解读"热中风"

中医学认为，"热中风"由气血相搏，血气留滞于脑，经气瘀滞，气血运行受阻，肌肤筋脉失于濡养，阴阳互不维系所致。此病多发于老年人，他们体内水分相对较少，更容易损耗阴津，若再终日纳凉于深堂湿地，或彻夜露宿，或电扇、空调不离身，或冷食不离口，就会出现头晕、头痛、半身麻木酸软、肢体无力、频繁打哈欠等，这些都是中风前的症状，俗称小中风。

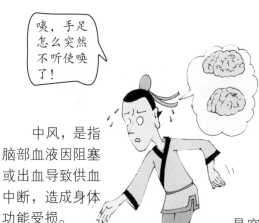

咦，手足怎么突然不听使唤了！

好怪，现在突然又好了！

中风，是指脑部血液因阻塞或出血导致供血中断，造成身体功能受损。

小中风发生一年内都应提高警觉，并从饮食、作息、药物控制等方面进行改善。

小中风，医学上称为暂时性缺血，是突发性出现短暂中风症状，通常24小时内即会恢复。

酷暑时节莫贪凉

《景岳全书·非风》指出"夏月暑热，不得于星月下露卧，兼使睡着，使人扇风取凉。一时虽快，风入腠理，其患最深，贪凉兼汗身当风而卧，多风痹，手足不仁，语言謇涩，四肢瘫痪"。明确指出贪凉虽能获一时之快，但轻则可致恶寒头痛、肌热无汗、关节酸痛的暑湿证，重则能诱发中风瘫痪等严重病证。

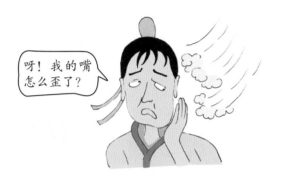
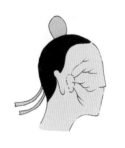

祛暑降温好茶饮

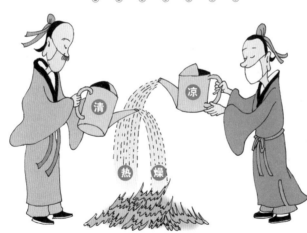

夏"热"，故应以"凉"克之，"燥"要以"清"驱之。

烦躁易怒、两目干涩、视物模糊：取枸杞子、决明子各3克，菊花6克，用沸水冲泡，代茶饮用。

口燥咽干、咳痰带血、皮肤干燥：取枸杞子、黄精各3克，百合、麦冬各6克，用沸水冲泡，代茶饮用。

心悸心慌、气短烦渴：五味子3克，麦冬6克，党参9克，用沸水冲泡，代茶饮用。

第 **3** 节

痱子恼人，消除暑热痱毒

痱子是夏季常见的一种皮肤急性炎症，多发生于人的颈部、胸部、背部、腹部，甚至肘窝，女性乳房下方及儿童头部、臀部。它虽然不是什么大病，但易引起瘙痒、刺痛灼热感，常使人烦躁不安，甚至影响睡眠。

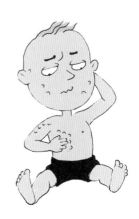

汗出见湿，乃生痤痱

夏季湿邪弥漫，身之所及，呼吸之所受，均不离湿热之气。而人体出汗过多而不易蒸发，堵塞了毛孔，湿之气就没办法代谢，从而积聚在体内，痱子应运而生。还有些人喜欢在出汗后洗冷水澡，这就会使毛孔突然紧闭，而使热气滞留在皮肤之间，也容易生出痱子。

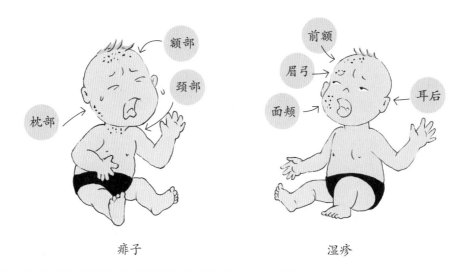

额部

颈部

枕部

痱子

前额

眉弓

面颊

耳后

湿疹

凉血祛湿，瓜类最宜

为了防止湿邪入侵，被汗水阴湿的衣物一定要及时更换，并经常冲澡。至于"凉血"，则是因为气温高，地气热，人体与大地是同气相求，这样就会出现血热。为了防止血热中暑，我们应吃一些凉性的食物。中医学认为，瓜类大多属于冷凉性的食物，如黄瓜、丝瓜、南瓜、西瓜等，既能清暑又能祛湿，还可解毒凉血。

艾叶洗澡，轻松除痱

在我国盛产优质艾叶的湖北蕲州等地，至今还流传着"家有三年艾，郎中不用来"的谚语。孟子也说过，"七年之病，求三年之艾。"可见艾叶的保健功效不一般。

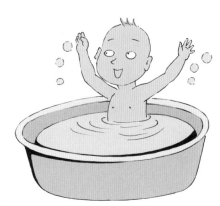

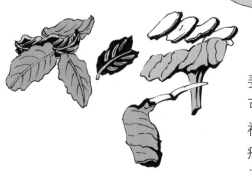

取干艾叶50克，然后准备几片生姜，一起熬煮大半桶水，待水温适中时可倒入浴缸中泡澡。如此不仅能振奋精神、滋润皮肤，还有解毒止痒、治热痱疮疖的功效，身上已经有热痱疮疖的，经此一洗也会消失。

头顶烈日，选对食物身无恙

头顶烈日的夏季，人们只要稍不留神，就容易被耗损的心气所伤，出现食欲缺乏、吃不下东西，或者食入即吐的症状。这种情况一般是脾胃阴虚所致。基于此，饮食不仅是吃什么才好的问题，还有一个怎么吃才健康的问题。举个简单的例子，若食用韭菜、大蒜、木瓜等助阳类菜肴时，应常配以蛋类滋阴之品，以达到阴阳互补之目的；在烹调鱼、虾、蟹等寒性食物时，其原则必佐以葱、姜、酒、醋类温性调料，以防止本菜肴性寒偏凉，食后有损脾胃而引起脘腹不舒之弊。

粥食、汤食

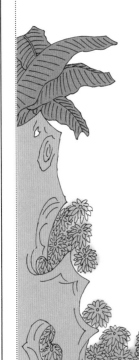

生津除烦丝瓜粥：丝瓜 500 克，西红柿 3 个，粳米 100 克，葱姜末、食盐、味精各适量。将丝瓜洗净去皮，切小片；西红柿洗净切小块备用。粳米洗净放入锅内，倒入适量清水置火上煮沸，改文火煮至八成熟，放入丝瓜、葱姜末、食盐煮至粥熟，放西红柿、味精稍炖即成。可祛暑清心，醒脾开胃，免除苦夏之烦恼。

青红萝卜猪肉汤：青萝卜 500 克，红萝卜 160 克，蜜枣 4 枚，猪腿精肉 400 克，陈皮适量。将萝卜去皮、切块，猪肉干净，陈皮泡软、洗净。把陈皮放在锅内加适量清水煮开，然后把上述全部材料一起放入锅中，改用小火再煮大约 3 小时即可。常喝青红萝卜猪肉汤，可心肺双补。

第 ⑤ 节

治疗夏至失眠的好汤品

酸枣仁9克捣碎，水煎，每晚睡前1小时服用。酸枣仁能抑制中枢神经系统，有较恒定的镇静作用。对于血虚所引起的心烦不眠或心悸不安有良效。

酸枣仁汤

静心汤

龙眼肉、川丹参各9克，以两碗水煎成半碗，睡前30分钟服用。可达镇静的效果，尤其对心血虚衰的失眠者，功效较佳。

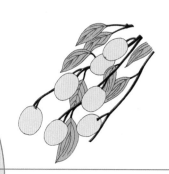

酸枣

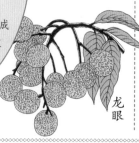

龙眼

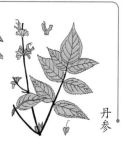

丹参

将生百合15克蒸熟，加入一个蛋黄，以200毫升水搅匀，加入少许冰糖，煮沸后于睡前1小时饮用。百合有清心、安神、镇静的作用，经常饮用，可养心、安眠。

安神汤

三味安眠汤

酸枣仁9克，麦冬、远志各3克，以水500毫升煎成50毫升，于睡前服用。以上3种药材均有宁心安神镇静的作用，合用有催眠的效果。

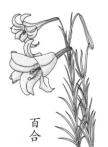

百合

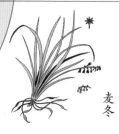

麦冬

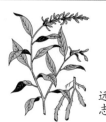

远志

小暑

蟋蟀居宇除烦热

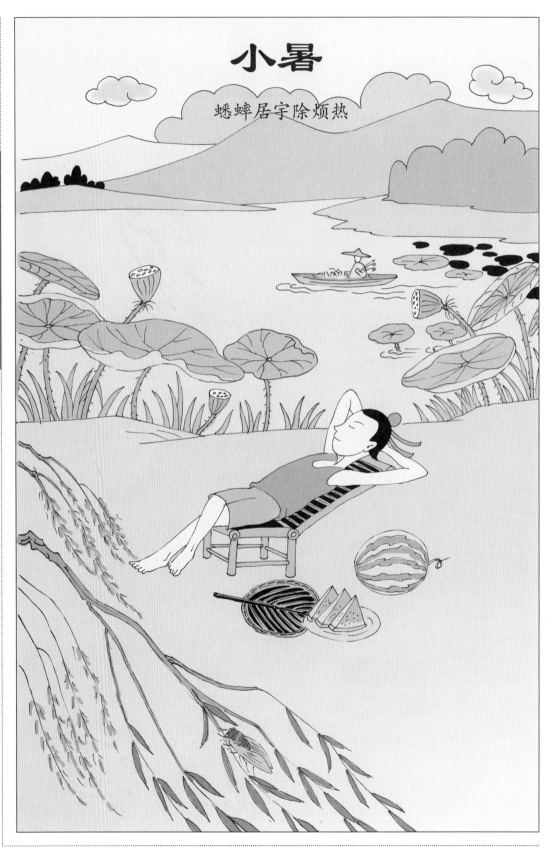

一般公历的 7 月 6 日或 7 日是小暑天，即农历的六月上旬。斗指辛为小暑，斯时天气已热，尚未达极点，故名也。太阳黄经为 105°。天气已经很热，但还不到最热的时候，所以称小暑。

小暑三候

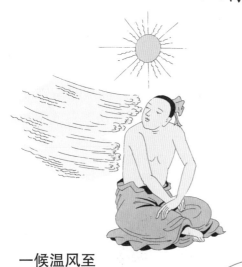

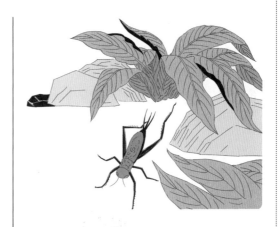

一候温风至

时至小暑，已是初伏前后，到处绿树浓荫，很多地区的平均气温已接近 30℃，时有热浪袭人之感，时有暴风骤雨来临。所以这一时期雨量一般来说是相当充沛的。

一候　二候

三候

二候蟋蟀居宇

蟋蟀在地面上已经觉得很热，于是跑到屋檐下或树荫处乘凉了。

三候鹰始鸷

"鸷"指凶猛，这时节鹰等猛禽哺育出的幼鸟开始飞出巢穴捕食了。

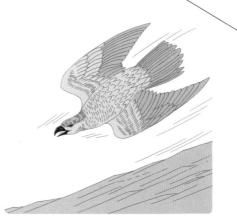

133

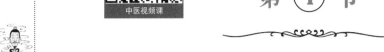

第 1 节

小暑温风至，谨防暑湿致水肿

对于小暑时节，民谚有"稻在田里热了笑，人在屋里热了跳"之说，此时大地上没有一丝凉风，就算有风的话，也是夹杂着一股热浪迎面扑来。这样的天气易使寒湿侵袭人体，使人出现浑身无力、脾胃不和、头身困重等症状。有的人会问了，大热天的，哪来的寒。就是因为热，才会常常吃冷饮、喝冰水，结果把脾胃的功能弄得不正常了。中医将这称为"夏日伤寒"或湿热病，由此可能引起水肿。

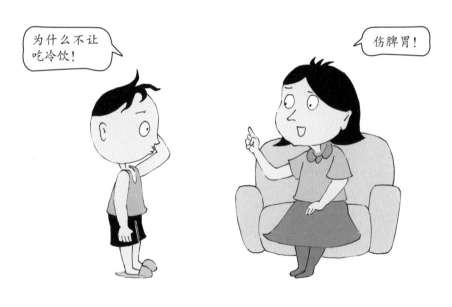

防治水肿，健脾祛湿是关键

水肿又称浮肿，通常多表现为手、足部有轻度凹陷，同时伴有乏力、厌食等症状。中医学认为，水肿是因为湿气阻遏了人体内部的气机，影响体内气的运行，使脾不能发挥它统管气血水液的功能所致。所以，要改善夏天的水肿现象，首先应让脾强壮起来。

134

祛湿好帮手，薏苡仁红豆粥

中医学认为，人体水液代谢失常，体内就会有湿浊生成，而湿浊正是水肿滋生的土壤。要想治疗水肿，重在多食具有祛湿功效的食物，如薏苡仁、冬瓜、黑芝麻、红豆等。

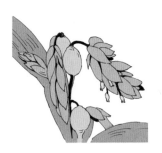

常食此粥，不仅能祛湿，还能补心，而且不会造成肠胃任何负担，对中老年肥胖者来说，是祛水肿、减肥的最佳选择。但值得注意的是，这两种食物都是利尿的，因此不适宜尿多的人群。

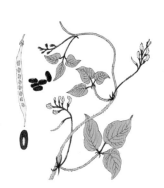

薏苡仁性味甘淡微寒，有利水消肿、健脾祛湿、舒筋除痹、清热排脓等功效，为常用的利水渗湿药。

红豆性平，味甘酸，有健脾止泻、利水消肿的功效，适用于各类型水肿之人。

穴位按摩祛痰湿

《扁鹊神应针灸玉龙经》载"痰多须向丰隆泻"。可见，丰隆穴早就被公认为是健脾、和胃、化痰的穴位。此穴位于人体小腿前外侧，当外踝尖上8寸处。它是足阳明胃经之络穴，别走于足太阴脾经，有祛湿化痰的功效，还能调和胃气、补益气血、醒脑安神。

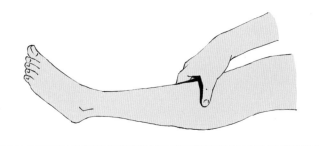

每天用拇指点按丰隆穴，坚持1~3分钟，能够达到经络疏通、健脾化痰的效果。

减苦增辛，小暑莫忘养肺气

《黄帝内经素问·上古天真论》云："夫四时阴阳者，万物之根本也。所以至人春夏养阳，秋冬养阴，以从其根，故与万物沉浮于生长之门。"可见，养生之道，是在四时调养，必须适应大自然的规律。

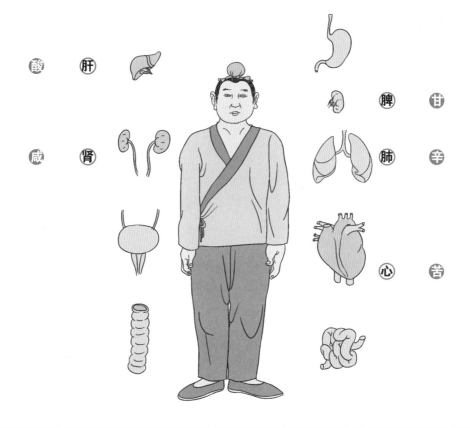

元代丘处机在《摄生消息论》提出："夏三月属火，主于长养心气，火旺味属苦，火能克金，金属肺，肺主辛。当夏饮食之味，宜减苦增辛以养肺。"

减苦增辛，以养肺

元代丘处机在《摄生消息论》提出："夏三月属火，主于长养心气，火旺味属苦，火能克金，金属肺，肺主辛。当夏饮食之味，宜减苦增辛以养肺。"

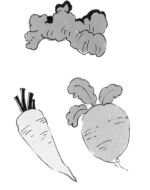

小暑时节要多吃点儿辛味的食物，如萝卜、葱白、姜、蒜等，可避免心气偏亢，有助于补益肺气、活血、通窍、化湿。

夏天好吃冷食，也容易寒气入肺，而伤到肺。而阴阳五行中，辛味是入肺的，因此养肺气需增辛。

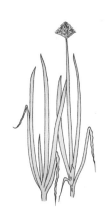

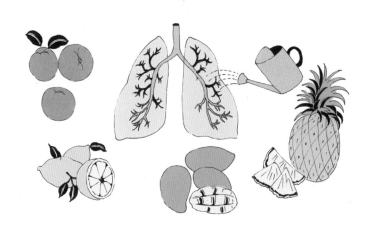

此外，在少苦多辛的同时，我们还可以适当吃些酸味食物，如柠檬、乌梅、葡萄、山楂、菠萝、杋果之类，取其收敛、固涩之功，以收敛易耗散的心气，避免心神受伤。吃饭的时候，还可以在菜肴中加些醋，以防止胃肠道疾病的发生。

第 3 节

夏季多汗不正常，多管齐下解忧患

"小暑"至"大暑"这一期间，正处炎热的"中伏"阶段，气温较高，日照时间长，为了方便津液向外排泄，人体毛孔处于舒张的状态，因运动出汗、天气炎热出汗等都是正常的，但如果在体内外温度都正常时，手足却经常湿漉漉的，则表明人体津液耗散过多，是多汗症的表现。

在中医的观念里，汗为"心之液"，汗易外泄，一方面是在给人体排毒，但另一方面则是在耗气伤津。因为气是依附在津液上面的，津液是气的载体，津液外泄的同时，气也会随着汗液流失，从而损伤人的津、气。这就是大量出汗后，人体会出现乏力、懒言等症状的原因。

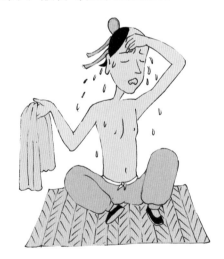

排汗颜色	反应症状
红色	心、血管的健康问题
黑色	肾的健康问题
白色	淋巴系统的健康问题
黄色	脾胃的健康问题
青色、绿色	肝胆的健康问题

吃些滋阴补气的食物

  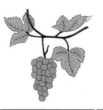

番茄	草莓	葡萄	柠檬	菠萝

　　既然多汗是受热后伤津耗气所致，那么治疗措施应以清热、补气为主。建议常吃酸味食物，如番茄、草莓、柠檬、葡萄、菠萝、杧果等，它们不仅可预防流汗过多而伤阴，还能生津解渴、健胃消食。同时，尽量不要吃辛辣的调料，如大蒜、姜、葱、茴香等辛香料，还要少摄入一些略有刺激性的干热性食物。

巧用刮痧疗法排汗

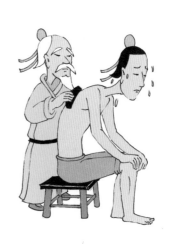

　　中医学认为，刮痧能使汗孔开泄，邪气外排。方法如下：以刮痧工具蘸适量植物油或清水后，在背后膀胱经及肘窝等处，轻轻向下顺刮或从内向外反复刮动，逐渐加重，刮时要沿同一方向刮，力量要均匀，采用腕力，一般刮10~20次，以出现紫红色斑点或斑块为度。

出汗时不宜立即洗澡

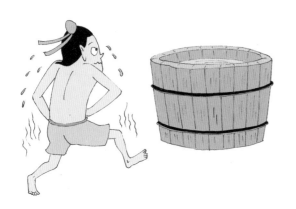

　　冲澡可使皮肤毛孔舒张，有利于"阳热"的发泄。但中国有句老话叫"汗出见湿，乃生痤疮"，因此出汗时不能立即洗澡。还有人在大汗淋漓时喜欢用冷水冲澡，这样会使寒邪趁机进入人体，对人体健康造成不利影响。

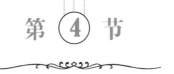

第 4 节

防治情绪中暑，心病还需心药医

民间有"大暑小暑，热死老鼠"的说法，小暑时节的闷热天气对人的情绪有极大的"激活性"，易使人吃不下饭、睡不好觉、体重减轻、精神不好等，医学界将其称之为"情绪中暑"。要想防治情绪中暑，还得从自身心理调节做起。

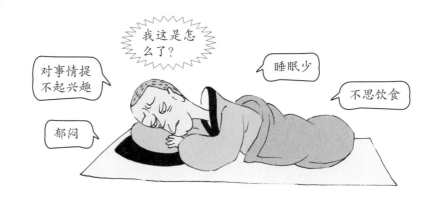

心理调节

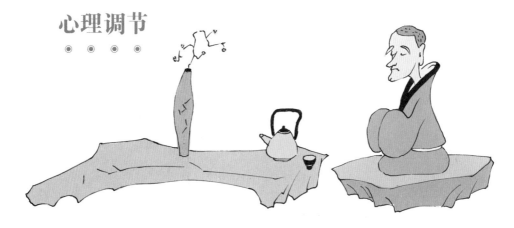

《素问·四气调神大论》记载："使志无怒，使华英成秀，使气得泄，若所爱在外，此夏气之应，养长之道也。"在炎热的夏季，对外要顺应自然界的变化和避免邪气的侵袭；对内要谨守虚无，心神宁静。即思想清净，畅达情志，使精气神内守而不失散，保持人体形神合一的生理状态。

睡眠调节

作息颠倒或长期熬夜的人，通常情绪也不稳定。中医学认为，夜间23：00-1：00，是脏腑气血到肝，准备储存精气（能量）的时间，此时不睡，能量无法被贮藏，就会肝盛阴虚，阴阳失和，导致情绪不稳定。

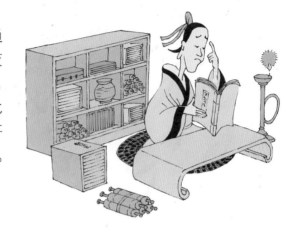

饮食调节

尽量减少油腻食物的进食量，多吃苦瓜、凉茶等清火食物及饮料。如果你不喜欢吃苦的中药或凉茶，不妨尝试自制酸梅汤，清热又退火，还有利于调节自己的烦躁情绪。

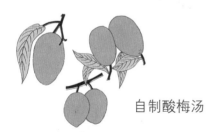

自制酸梅汤

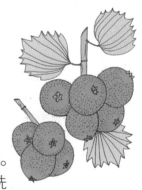

取干乌梅100克，山楂150克，冰糖或者红糖适量。先将干乌梅和山楂用冷水泡15分钟，将水倒掉后冲洗干净放入锅中，然后注水2升，用大火烧开。煮沸后，加入适量的冰糖或红糖。再用小火熬煮1-2小时，酸梅汤就做成了。

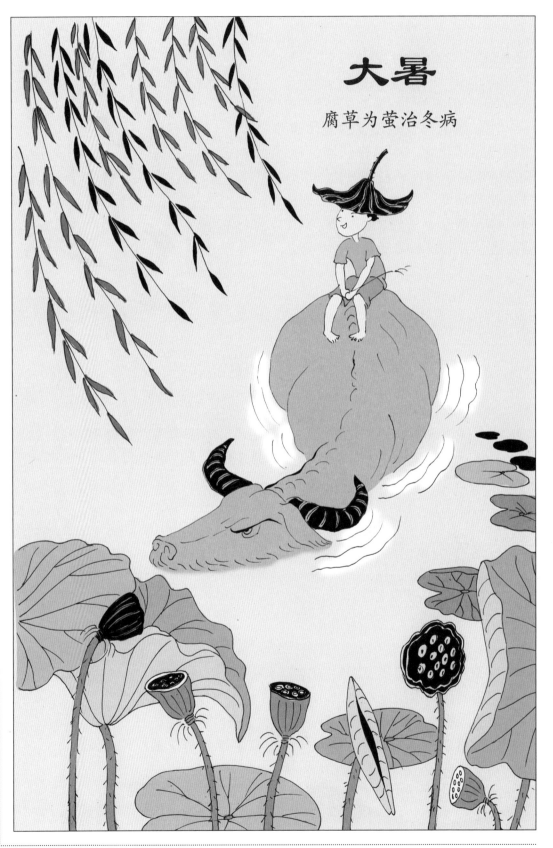

大暑

腐草为萤治冬病

每年的7月23日或24日，太阳到达黄经120°时，即为大暑。此时大雨已经使得暑湿减弱，天气开始向立秋过渡。从这样一个季节交替的节令来看，防暑祛湿、冬病夏治成为此节气的养生重点。

大暑三候

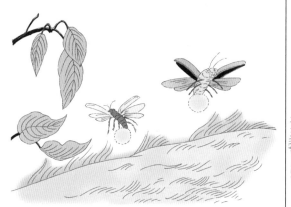

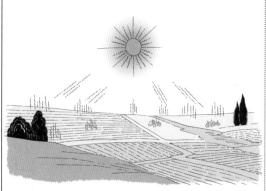

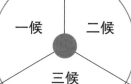

一候腐草为萤

萤火虫分水生与陆生两种，陆生的萤火虫产卵于枯草上，大暑时，萤火虫卵化而出，所以古人认为萤火虫是腐草变成的。

二候土润溽暑

天气开始变得闷热，土地也很潮湿。

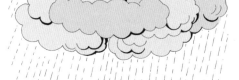

三候大雨时行

时常有大的雷雨出现，这大雨使暑湿减弱，天气开始向立秋过渡。

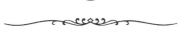

中医视频课

第 ① 节

三伏最热天，防暑不怠慢

　　俗话说"小暑不算热，大暑三伏天"。所谓"三伏"，指初伏、中伏和末伏，在 7 月中旬到 8 月中旬这一段时间。而大暑一般正值中伏前后，是一年中最炎热的时候。唐代诗人白居易的《观刈麦》中有"足蒸暑土气，背灼炎天光"这样的诗句。正是因为酷热难耐，很多人会因体力不支，热得中暑倒地。

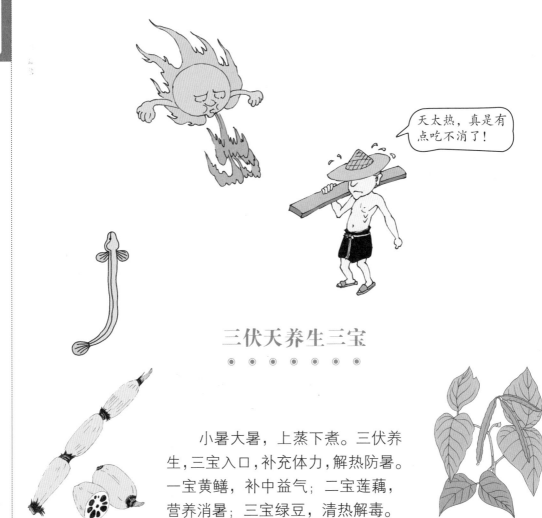

> 天太热，真是有点吃不消了！

三伏天养生三宝

● ● ● ● ● ● ● ●

　　小暑大暑，上蒸下煮。三伏养生，三宝入口，补充体力，解热防暑。一宝黄鳝，补中益气；二宝莲藕，营养消暑；三宝绿豆，清热解毒。

中医解读"中暑"

中暑，又称"伤暑"，有阴、阳之分。"阳暑"是由暑气酷热所造成，主要症状有发热、浑身困重、出虚汗、腹泻、头晕，甚至晕厥、抽搐等。而"阴暑"，中医学有"静而得之""避暑乘凉得之"的论述。意思就是"阴暑"是过于避热贪凉引起的。这种中暑的主要症状有腹痛腹泻、全身酸痛、恶心、高热等。

"暑气"体现在人体上称"壮火食气"。若心火过旺则克肺金，通俗地说，就是高温"吃"掉了人的力气。

随之便会出现全身明显乏力、头晕、心悸、胸闷、口渴、恶心等症状。

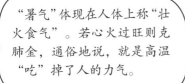

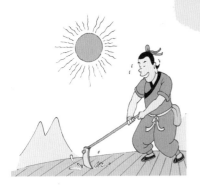

中午前后尽量减少户外活动。

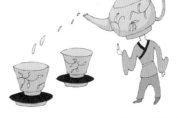

多喝水。充分饮用凉开水，并加少量食盐。

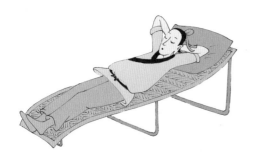

避免过度劳累，保证充足的休息和睡眠。

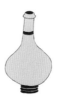

可随身准备人丹、十滴水、清凉油等。

多食含钾食物。

多喝水，多喝汤

炎炎夏日，人体会大量出汗，身体会因严重缺少水分、盐分而中暑。所以，及时补充水和盐分，以防气虚肌表不固、伤津耗气过重，是防暑祛热的关键。

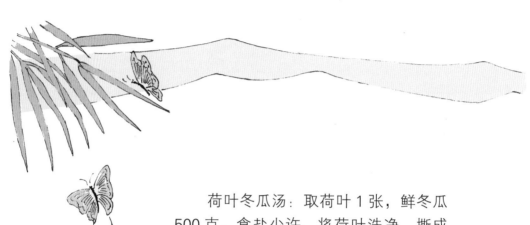

荷叶冬瓜汤：取荷叶 1 张，鲜冬瓜 500 克，食盐少许。将荷叶洗净，撕成碎片；冬瓜洗净，去蒂一把儿，切成片。将荷叶片、冬瓜片一起放入锅中，加清水适量共煮成汤，烧沸后拣去荷叶，加食盐调味即成。清鲜，素淡，可喝汤吃瓜。

注意：喝此汤时，要少量多次地喝，才能起到清热解暑的作用。

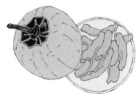

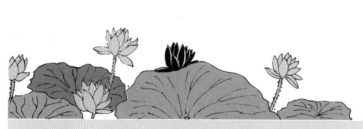

除荷叶冬瓜汤外，绿豆汤、酸梅汤也具有很好的清热解暑、止渴利水效果。《开宝本草》记载："（绿豆）主丹毒烦热，风疹，热气奔豚，生研绞汁服，亦煮食，消肿下气，压热解毒。"绿豆汤既是夏季的防暑饮品，也是治疗中暑的良药。而酸梅汤可以祛暑敛汗，化阴酸，平心气，还有杀菌的作用，是清热解暑的佳品。

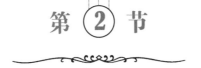

第 2 节

大暑湿气重，当心起足癣

足癣的产生跟体内的脾湿有一定的关系。脾主运化，脾统血，脾统气，统水液，如果脾运化水液功能健旺的话，能防止水液在体内发生滞留，也能防止痰湿等病理产物的生成。但是在湿热"狼狈为奸"的大暑时节，一旦湿气通过人的口鼻、皮肤等部位进入人体，就容易削减脾的动能，使体内水分调控系统失衡，进而导致足癣的形成。

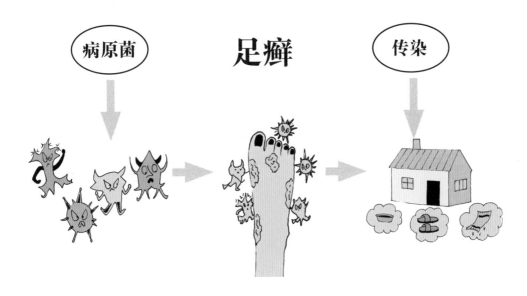

防足癣三要点

避免水中浸泡：雨天和雨后要尽量避免双足长时间在水中浸泡。

选择舒适的鞋子：夏季宜选择透气性较好，有利于足部的汗液和分泌物挥发的鞋子，保持足部干燥。

妙用生姜、辣椒：针对体内的湿气，可以煮一碗热辣辣的姜汤，用姜汤将体内的湿气逼散出来，待到全身发过汗以后，足癣就会有所缓解。

大暑时节戒躁戒怒，运动适量，防中暑

夏季主阳，为阳盛之极，此时大量出汗可致津液外泄。大暑节气气候炎热，酷暑多雨，暑湿之气容易乘虚而入，心气易亏耗，尤其老年人、儿童、体虚气弱者难以承受高温天气，极易中暑。

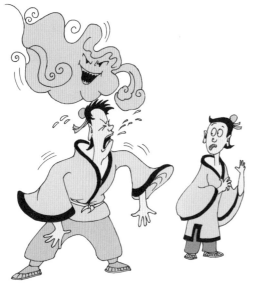

大暑时节高温酷热，人们易动"肝火"，导致心烦意乱、无精打采、思维紊乱。养生宜保持心态清静，天气越热，心越要静，以免受不良刺激。

揉掐穴位防中暑

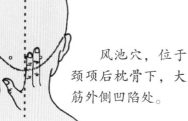

风池穴，位于颈项后枕骨下，大筋外侧凹陷处。

将双手拇指指尖放在同侧风池穴上，其余四指附在头部两侧，适当用力揉掐1分钟。此法有疏风清热、开窍镇痛的效果。

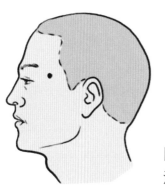

太阳穴，位于两眉梢与外眼角之间，向后约1寸凹陷处。

将双手拇指指腹放在同侧太阳穴上，其余四指附于头部，适当用力按揉1分钟。此法有通络止痛、清热除烦的效果。

为避宫寒祸害，切记夏天勿贪凉

炎热的夏季，很多爱美的女性衣着单薄，时刻展露着肌肤、美腿、玉臂、香肩。不仅如此，她们还爱吃一些冷饮，像冰激凌、冰镇的汽水、冰镇啤酒，甚至冰镇西瓜等。特别是在运动过后，大汗淋漓，蔬菜、水果全都扔到冰块里给"冰一冰、凉一凉"，然后入口，体会一种透心凉的惬意。但是，也许你的一时痛快，会给自己的子宫健康造成不良的后果。

子宫寒，百病生；子宫暖，气色佳

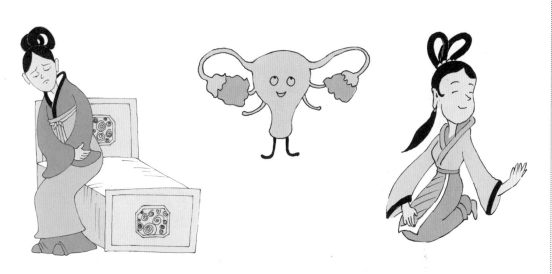

子宫寒，百病生   子宫暖，气色佳

对于女性来说，子宫不仅是月经的"温床"，还是孕育宝宝的地方。传统养生学认为，女性体质属阴，不宜贪凉。如果夏季常吃寒凉、生冷食物，容易消耗阳气，导致寒邪内生。当统管子宫的经络内寒气阻滞，气血运行不畅受阻就会凝结，出现经血颜色暗黑、白带色白清稀且带有腥味等症状。宫寒还会造成部分女性朋友不孕不育。

温暖子宫，从细节做起

俗话说"夏伤于暑，秋必痎疟"。如果盛夏之时贪图凉爽，不避风寒，过食西瓜、绿豆等寒性食物，不仅会严重损伤脾胃，导致消化不良、食欲缺乏等症状，还会损害子宫健康，为自己埋下健康隐患。

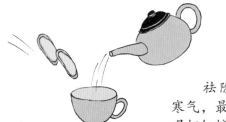

祛除子宫偏重的寒气，最简单的办法是喝杯红糖姜茶。

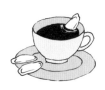

生姜具有极强的发汗解表效果，发汗后不但可以把体内的病毒赶出，也会连寒气一起带走，所有由寒邪导致的一系列不适症状也就消失了。红糖姜茶不仅能主动化解所吃食物的寒气，也有助于缓解痛经等症状。

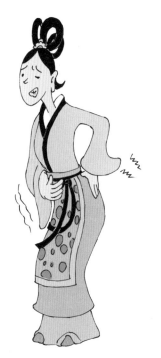

民间有"冬暖脊背夏暖肚"之说，目的就是不要让腹部着凉。毕竟腹部的表皮最薄，皮下没有脂肪组织，但有丰富的神经末梢和神经丛，对外部刺激敏感，一旦不注意腹部保暖，就会使子宫也容易受寒。

第 ④ 节

大暑阳气盛，冬病莫过夏来治

中医诊疗中有"冬病夏治"的说法。他们认为，对于那些每逢冬季发作的慢性疾病，如慢性支气管炎、肺气肿、支气管哮喘、腹泻、风湿痹证等阳虚证，在夏季采用内治和外治相结合的方式，将起到有效的防治作用。

冬病夏治的原因

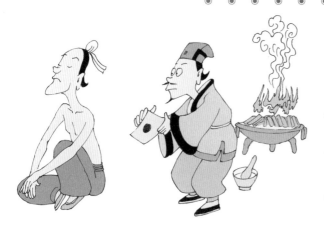

"冬病"多与阳气不足有关。所谓阳气不足，相当于火力不足，也就是自身热量（能量）不够，产热不足。再加上外界同样也是一片冰凉，里应外合，便毫无解冻的可能；而在盛夏之际，不但人体阳气最为充足，自然界也是一片火热，此时顺应天气和时节变化防治疾病，将收到事半功倍的效果。

内治：山药羊肉粥

山药羊肉粥。取鲜怀山药 500 克，羊肉 250 克，糯米适量。将羊肉、鲜怀山药洗净后，同入砂锅，加水适量，煮烂入糯米，加水煮成粥即成。常食此粥，对脾胃虚弱而致慢性泄泻、食欲欠佳、四肢不温或阳痿不举等症有奇效。注意：湿热所致的泄泻者忌用。

> 怀山药补而不滞，不热不燥，具有增加免疫功能，减少皮下脂肪沉积，避免肥胖的效果。

> 羊肉味甘性温，能益气补虚，是夏天进补、养阳气的佳品。

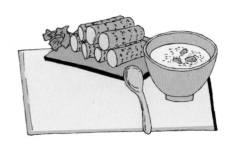

外治：艾灸关元穴

《黄帝内经·素问·生气通天论》曰："阳气若足千年寿，灸法升阳第一方，阳气者，精则养神，柔则养筋。"

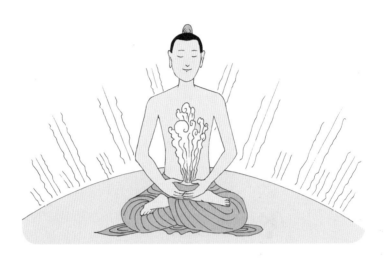

《扁鹊心书》中说："每夏秋之交，即灼关元千壮，久久不畏寒暑。人至三十，可三年一灸脐下三百壮；五十，可二年一灸脐下三百壮；六十，可一年一灸脐下三百壮，令人长生不老。"

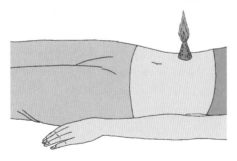

将艾条点燃后，放于距离皮肤2-3厘米处，对准关元穴熏灸15-30分钟，隔日灸1次，每月连续灸10次。一个疗程后，脐下像有一团火那样温暖，使人冬天不怕冷，夏天不怕热。除了关元穴，适用于冬病夏治的穴位还有足三里、神阙、气海穴。

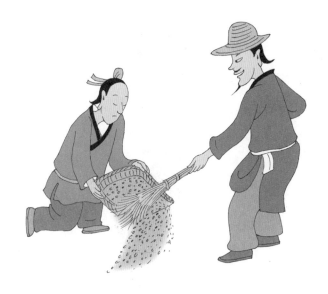

秋

秋三月，此谓容平。天气以急，地气以明，早卧早起，与鸡俱兴，使志安宁，以缓秋刑，收敛神气，使秋气平，无外其志，使肺气清，此秋气之应，养收之道也；逆之则伤肺，冬为飧泄，奉藏者少。

——《素问·四气调神大论》

立秋

风凉蝉鸣话养肺

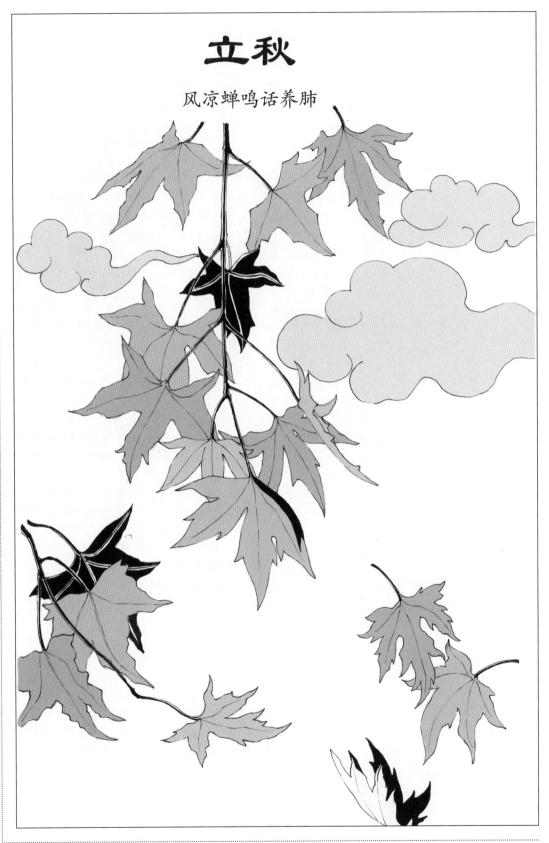

每年的8月8日前后，太阳到达黄经135°时，即为立秋。立秋时节，是天地气机由阳盛逐渐转变为阴盛的时候，人体阴阳代谢有阳气渐收、阴气渐长的特点，此时养生贵在养脾健胃、润肺生津。

立秋三候

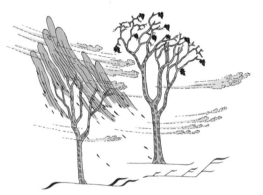

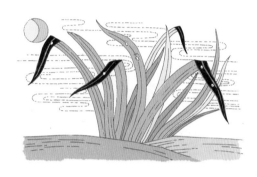

一候 二候

三候

一候凉风至

一候的天气已经凉爽，因为这个时节不再刮炎热的夏天时常刮的偏南风，而开始刮偏北风，凉风吹来，清爽宜人，所以有"一候凉风至"之说。

二候白露生

由于白天日照仍很强烈，夜晚的风很凉，与白天形成一定的昼夜温差，空气中的水蒸气清晨在庄稼及室外器物上凝结成一颗颗露珠，于是人们习惯上把它说成是霜降。

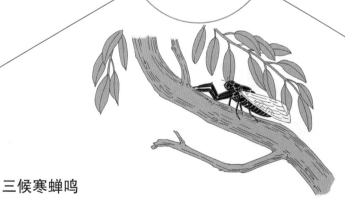

三候寒蝉鸣

三候时，树上的蝉，食物充足，温度适宜，在微风吹动的树枝上得意地鸣叫着，好像告诉人们炎热的夏天过去了，人们就把三候说成"寒蝉鸣"。

第 ① 节

立秋暑未消，脾胃要护牢

一般说来，立秋后天气应该由热转凉。实际上，夏季的暑气并未完全消除。在南方的大部分地区，立秋后仍有雨水特多，暴雨或可成灾的特点。在中医看来，如此这样湿热交蒸的气候，最易形成湿热邪气。而"湿气通于脾"，一旦侵入人体，就会损伤脾阳，出现腹胀、腹泻等疾病。所以饮食调养重在补养脾胃。

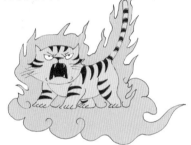

立秋后天气应该由热转凉。实际上，夏季的暑气并未完全消除。

多食清补之物

元代医家朱丹溪在《格致余论·茹淡论》记载："少食肉食，多食谷菽菜果，自然冲和之味。"意思是对补养脾胃来说，叶类、花菜和部分瓜果蔬菜比肉食的清补功效更为突出。

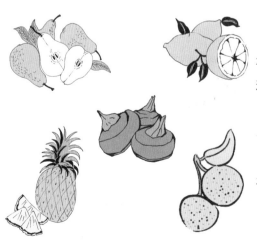

五彩果。食材：杨梅、荸荠各10个；柠檬、苹果、梨各1个，菠萝半个，白糖适量。将苹果、梨、菠萝洗净去皮，分别用球勺挖成圆球，荸荠洗净去皮，杨梅洗净待用。将白糖加入50毫升清水中，置于锅内烧热溶解，冷却后加入柠檬汁，把5种水果摆成喜欢的图案，食用时将糖汁倒在水果上即可。常食此品，有生津止渴、和胃消食之效。

按摩健脾穴位

经常按摩丰隆、足三里、脾俞穴，能让脾胃变得强壮起来。以上三穴各按 100 次，也不失为一种肠胃"避暑"的好办法。

丰隆穴位于人体的小腿前外侧，外踝上 8 寸，条口穴外，距胫骨前缘二横指（中指）。它是足阳明胃经的络穴，具有很强的补中益气、疏风化湿的功效。

足三里穴是足阳明胃经穴，能补中益气、通经活络、扶正祛邪。

脾俞穴属于足太阳膀胱经，是脾之背俞穴，可以健脾和胃，让人胃口大开。

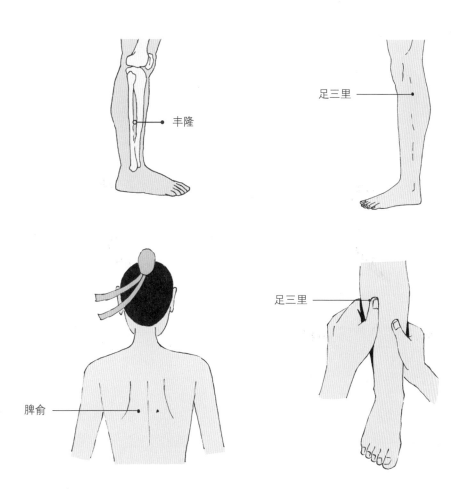

丰隆

足三里

脾俞

足三里

秋季重在养阴

秋季是由热转寒，"阳消阴长"的过渡阶段。人的身体也随之而改变，因此，秋天养生首要保养体内阴气，以适应自然界的规律。

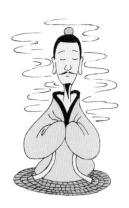

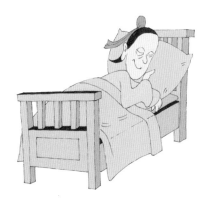

养肺先要宁心神。养肺首先要心情舒畅，切忌悲忧伤感。同时还应收敛神气，以适应秋天的万物萧条。通俗地说，心平气和是养肺的最好方法。

进入深秋以后，天气变化无常，因而着衣要随天气变化而增减。睡觉要护住胸背，因为五脏的俞穴都汇集于背部，如果邪风侵入，容易中风。

坚持做此养生功，有养肺健身的功效。

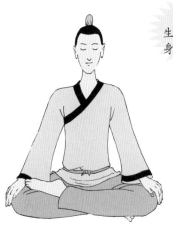

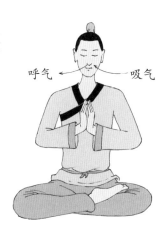

呼气　吸气

秋季吐纳健身法。清晨洗漱后，在室内闭目静坐，牙齿闭合36次，再用舌在口中搅动，待口中津液充满后，将津液分3次咽下。

然后稍停片刻，慢慢做腹式深呼吸。吸气时，舌头顶住上腭，用鼻子吸气。再将气慢慢从口中呼出，呼气时要默念"呬"字，如此反复做36次。

第 **2** 节

口干舌燥，叩齿生津防"上火"

一般来讲，人体感觉最舒适的空气相对湿度是 40% － 60%，过高过低都会感觉不舒适。但立秋时暑气难消，空气中的水汽含量小，其相对湿度下降，特别是空气的相对湿度低于 30% 时，人们就会感觉到口干舌燥、干咳少痰、皮肤干裂脱屑等，这些症状在老年人身上体现得更为明显。需要及时采取预防措施以避免发展为疾病（即"秋燥症"）。

叩齿生津

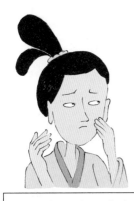

要想解决口干舌燥的烦恼，最宜采用"叩齿生津"养生法。中医学认为，脾"在液为涎"，与胃相表里，涎为口津，是唾液中较轻清稀的部分，具有帮助食物消化的功能。

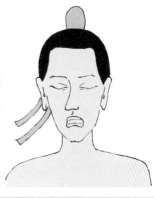

第一步：准备。调匀呼吸，鼻吸口呼，轻吐三口气。

第二步：叩齿。将口唇轻闭，上下门牙先叩击 9 次，然后左侧上下牙齿叩击 9 次，右侧上下齿叩击 9 次，最后上下门齿再叩击 9 次。

第五步：吐纳。做完漱口动作，将津液分 3 次缓缓咽下，在吞咽时，要使意念守住丹田，好像把唾液送到丹田一样。

第三步：搅舌。将舌头贴着上下牙床、牙龈、牙面来回搅动，顺时针 9 次，逆时针 9 次，左右各 18 次。

第四步：漱津。搅舌后口中津液渐多，口含唾液用两腮做漱口动作 36 次。

经常叩齿，一来能健齿。齿健，则食物易被嚼细，胃负减轻，从而养胃；二来能催生唾液，咽之有助于胃腐熟水谷和脾的"运化、升清"，减轻脾胃的负担，达到健脾胃的目的。

第 **3** 节

疏通膀胱经，肩背不再疼痛

立秋之后凉风起，湿与风合伙肆虐，容易使经筋阻痹，从而导致肩背疼痛、肢体关节沉重等症状。尤其在江南和四川盆地等地方，立秋时节湿邪仍盛，易侵入身体，出现"湿痹""着痹"。

中医解读膀胱经

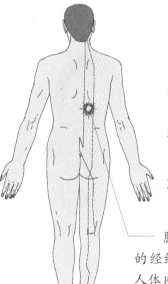

膀胱经循行在人体的后部，以后背及腿后侧为主，延伸到头上及后脑，主要包含肝俞、心俞、胆俞、肾俞等俞穴。古人将膀胱经喻为人体的藩篱，说它是抵御人体外邪的天然屏障。既然是屏障，风寒之邪也最易自此侵入人体。一旦膀胱经气血堵塞，最常见的症状是颈项不舒、肩背疼痛等症状。

膀胱经是十二正经中阳气最足的经络，有人体"小太阳"之称。人体内的阳气主要通过它来传输。

立秋经络养生

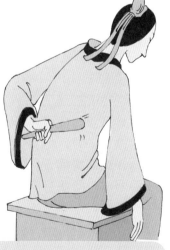

锻炼膀胱经的好方法就是拍打背部，用手或者保健锤沿着背部膀胱经的走向从上至下一路敲打，每次敲打约 15 分钟。

《素问·金匮真言论》认为"秋气者病在肩背"，此秋气显然指早秋七月之湿气。这时的养生功课是要不断地激发膀胱经，使它抓紧排毒祛湿，赶在天凉之前，把余毒"扫地出门"。

视频讲透黄帝内经·二十四节气

遭遇"秋老虎"，体弱者防"阴暑"

尽管立秋后天气尚热，但阳气已经开始收敛，阴气已经开始慢慢增加。只是由于末伏还没有过去，往往还会有"秋老虎"的余威，呈现出早晚温差加大，冷热交互出现的特点，往往白天天气炎热，而早晚却比较凉爽，民间对此有"早上立了秋，晚上凉飕飕"和"立了秋，扇莫丢，当心中午热上头"之说。顺应暑热湿盛的气候特点，人们的毛孔是开张的，腠理是疏松的，此时如果突然受凉，风寒湿邪等便会长驱直入，从而引发阴暑症状。

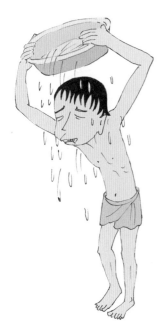

中医解读"阴暑"

阴暑主要症状有腹痛腹泻、全身酸痛、恶心、高热等。此症多因天气变化无常，例如，前半夜暑去爽来，很是宜人，后半夜则寒邪下注，室内暑湿上蒸。两者相交在一起，寒湿之邪便常常同时侵袭人体。此外，运动劳作后立即用冷水浇头冲身，或立即快速饮进大量冷水或冰镇饮料，或睡眠时被电扇强风对吹，也会引发阴暑。

巧用刮痧治阴暑

刮痧疗法可有效治疗阴暑症状。方法简单易行：将食指、中指屈曲，沾点水，在人的前额印堂处，项后风池下，以及颈部依次进行刮拭，刮痧手法要轻，时间一般每个部位刮3-5分钟，你会听到"叭叭"响的声音，然后一道道的红紫从刮处沁出。对于一些不出痧或出痧少的患者，不可强求出痧，以患者感到舒服为原则。

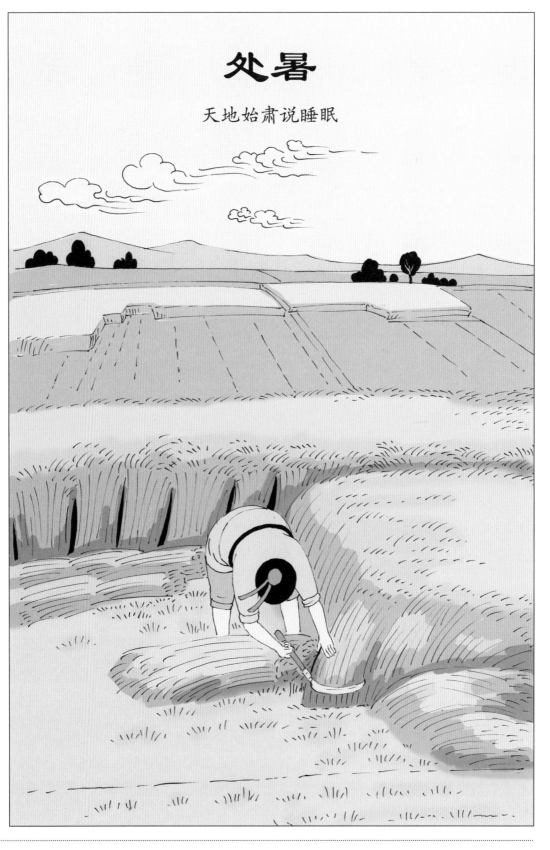

处暑

天地始肃说睡眠

视频讲透黄帝内经·二十四节气

　　每年的 8 月 23 日或 24 日，太阳到达黄经 150° 时，即为处暑。处暑既不同于小暑、大暑节气，也不同于小寒、大寒节气，它是代表气温由炎热向寒冷过渡的节气。节令到了处暑，气温逐渐下降。正如民间谚语所说"立秋处暑天气凉""处暑热不来"。

处暑三候

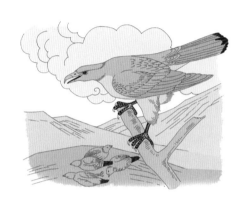

一候鹰乃祭鸟

　　这时大地上的鸟类更多了，为鹰捕食提供了更多的机会，于是老鹰将捕到但是吃不完的鸟放到地上，就像是在祭祀。

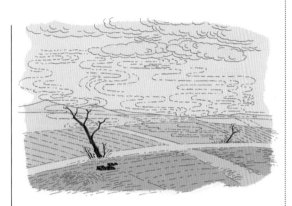

二候天地始肃

　　此时气温下降，于是草木及田间的农作物开始发黄，顿时觉得出现了肃杀之气，于是称二候为"天地始肃"。

一候　二候

三候

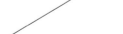

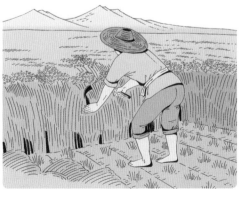

三候禾乃登

　　三候时，田间的农作物到了收割的阶段，于是人们就开始忙碌收获，所以说"三候禾乃登"。

中医视频课

第 1 节

谷到处暑黄，祛除湿热保健康

俗话说，"谷到处暑黄，家家场中打稻忙。"在这个丰收的季节，如果把需要完成的繁忙的工作看作是"战争"的话，那么，健康就相当于是兵马未动而需先行的"粮草"。然而，处暑时节是脾气最旺盛的时期，如果体内湿气过盛，就容易损伤脾，而脾阳的虚弱也进一步助长了湿邪的侵入，从而造成中阴暑、腹泻、腹胀等肠胃疾病。面对这些健康问题，我们需要尽早将祛除湿热的工作提上日程。

湿困脾阳

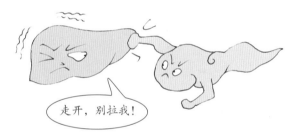

走开，别拉我！

湿困脾阳，是因外湿影响脾阳的运化；脾脏本身无病，只因饮食或气候环境等外因引起水湿过重，脾困其中，阻碍运化功能。简单来讲，脾虚是因为有湿，故治法应以燥湿利湿为主。脾恶湿喜燥，无论是外因还是内因，都要以此为治法原则。常吃山药、茯苓、薏苡仁，可以帮助利水运湿，还可以服用一些燥湿的中药，如陈皮、半夏、苍术、厚朴等，都可以化湿补脾。

脾胃寒湿高危人群

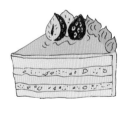 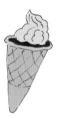

这些食物虽然能够解暑，但不宜吃得太多，以免导致体内寒气增多，从而导致湿气重的情况变得更加严重。

贪凉者。经常吃些凉性食物，易损阳气，从而导致脾运水化谷的能力出现下降，久而久之，就会导致湿气加重的情况出现。

海鲜之类的食物也要少吃，这类食物寒气也比较重，尤其是一些孕妇，更要多加注意。

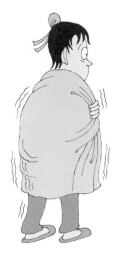

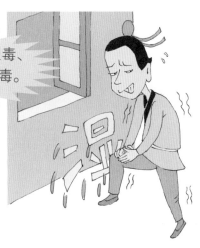

阴毒包括水毒、湿毒、脂毒、痰毒、瘀毒和气毒。

年长者。随着年龄的增长，人体内阳气逐渐消退，阴气开始增加，则体内就会积聚更多的浊物，即中医所说的"阴毒"。

居所潮湿。"湿"的本身其实是不会影响到人体健康的，然而如果超出人体所承受的程度，就容易变成一种最难缠的邪气，对身体影响很大。

白色食物显神通

白色食物富含蛋白质、维生素等十余种营养元素，不仅具有健脾祛湿、养阴防燥的功效，还能消除因气候的影响造成的情绪不宁。常见的白色食物有莲子、山药等。

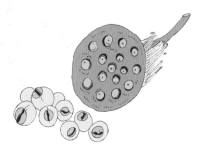

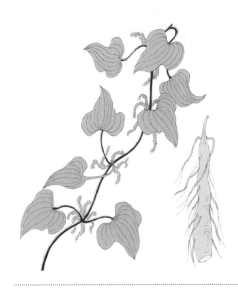

莲子：具有养心、清心火的功效，同时还能健脾补肾、涩精止带、滋补元气。但是，莲子稍有滞涩作用，身体比较瘦弱的人可以用，但不适宜体内瘀滞者食用。

山药：具有健脾养胃、助消化等功效，是物美价廉的补虚佳品。现代医学研究表明，山药含有多种微量元素和消化酶，能保护胃壁，预防胃溃疡、胃炎的发生。

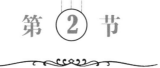

早卧早起，科学睡眠防秋困

　　睡眠，古人称为"眠食"，有"养生之道，莫大于睡眠"的名言。而"睡得香"还被确定为健康的重要客观标志。但处暑过后，虽然白天的阳光依然肆虐，却挡不住天气转凉的足步，人体此时很容易感到疲倦、乏力，也就是俗称的"秋乏"。此时人的起居应做出相应调整，保证睡眠时间的充足。

早卧早起，与鸡俱兴

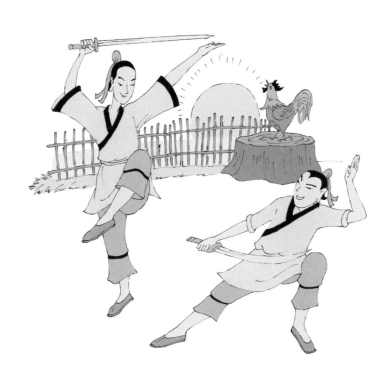

　　《黄帝内经》认为秋季应"早卧早起，与鸡俱兴"。早卧，有利于阴精的收藏，让自己对阳气有所储存和收敛；早起，有利于采集天地之阳气，预防各种寒邪疾病。

秋高气爽，孕育健康小宝宝

据有关资料表明，一年当中最易受孕的时间是每天太阳照射 12 小时、气温保持在 13.6℃ –23℃ 的日子。而处暑节气位于气候舒爽的 8 月份，具有日照充足、温度适宜的特点，且有大量的瓜果、蔬菜新鲜上市，有利于有早孕反应的准妈妈补足营养。

处暑时节易受孕，打好基础身体棒

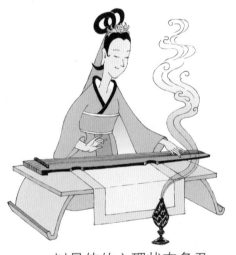

以最佳的心理状态备孕。

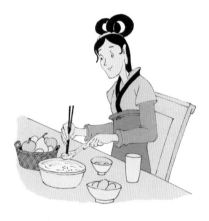

在怀孕前3–6个月，男女双方都应该加强饮食营养，多吃营养丰富的鱼、肉、蛋等。

根据个人体力状况，选择登山、跑步、打太极拳、秋游等运动，逐步养成锻炼的习惯。

秋
处暑

天地始肃说睡眠

167

白露

群鸟养羞话补泻

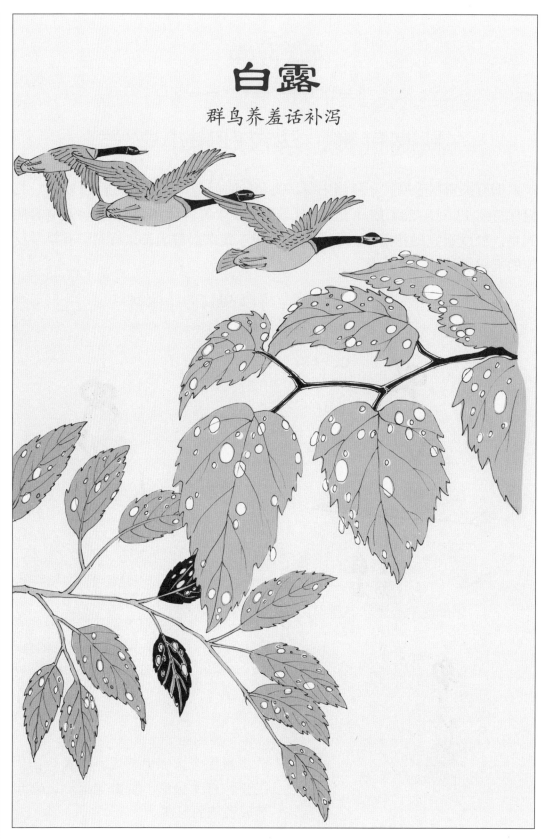

每年的9月8日前后，太阳到达黄经165°时，即为白露。白露时节，气温下降很快，夜间气温已达到水汽凝结成露的条件，露水在清晨的田野上晶莹剔透，因露珠呈白色而得名白露。此时就不能穿过于暴露的衣服了。露背装也好，露脐装也好，都已经不合时宜了。

白露三候

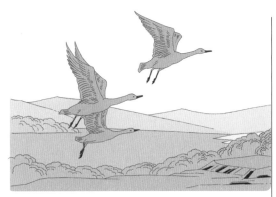

一候鸿雁来

这时开始北方温度渐渐变得很低，于是大雁成群结伴的飞往南方过冬，这就是所说的"一候鸿雁来"。

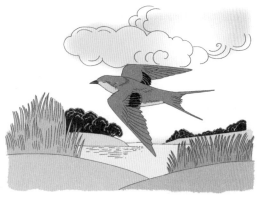

二候玄鸟归

玄鸟就是我们所说的燕子，燕子也是因为北方的气温逐渐降低，而飞往南方过冬。

一候　二候

三候

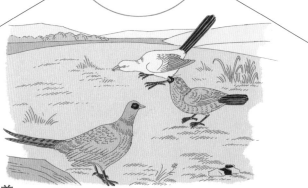

三候群鸟养羞

三候的天气会更冷，鸟儿都要换上丰厚的羽毛，来适应寒冷的冬天，同时秋季也是收获的季节，各种鸟儿都可以觅到自己喜欢的食物，所以说"三候群鸟养羞"，"羞"指鸟儿的食物。

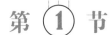
中医视频课

白露勿露身，严防着凉泻肚

俗话说"处暑十八盆，白露勿露身"，意思是处暑天气仍热，每天还是要洗澡。但到了白露节气，夏季风逐渐为冬季风所代替，冷空气南下逐渐频繁，加上太阳日照强度减弱，夜间常晴朗少云，地面辐射散热快，故温度下降速度也逐渐加快。此时应随外界气温冷暖及时增减衣服，夜晚睡觉要盖好被子。还要特别注意胃部保暖及防止腹部着凉而泻肚。

急性腹泻的防治方案

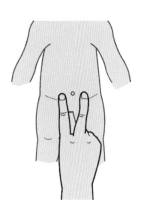

中医学认为，肚脐位于腹部中心，又恰是小肠及腹腔神经丛的位置所在，对冷热刺激较为敏感。如果保暖工作不到位，使寒气直中肠胃，就会发生急性腹痛、腹泻、呕吐。

温补脾胃

生病期间，适宜吃点儿养阴润燥的食物。如莲藕、百合、萝卜等，并应注意补水。

急性腹泻多由脾胃受寒引起，温补脾胃成为防治要点。

还可在米汤中加入少量食盐，或在开水中加入少量的食盐和一汤匙白砂糖，以补充津液的损耗。

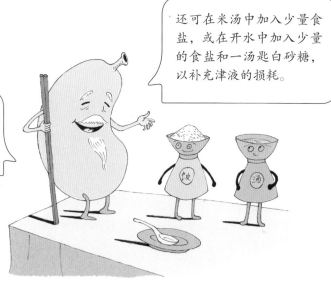

第 ② 节

饮食宜温平，科学进补有原则

白露时节，早、中、晚的温、湿度变化较大，连地面水汽都能遇冷而凝结成小水珠，可见寒气还是比较重的。依照中医春夏养阳、秋冬养阴的原则，抓住此时进补的最佳时期，能恢复和调节人体各脏器功能，为过冬打好基础。

寒者热之，热者寒之

白露时节应遵循"寒者热之，热者寒之"的饮食原则，适当摄取一些温补类的食物。

老年人，一般是虚寒体质，他们就不适合再吃寒凉性的东西了，就要"寒者热之"了。

儿童及青壮年往往体内阳气足，偏实热，可适当吃些寒凉性的东西。

吃对食物宜进补

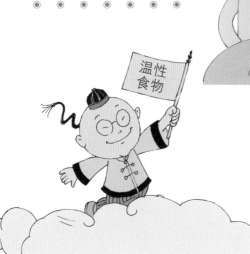

温性食物

可以食用樱桃、荔枝、龙眼、杏、石榴、栗子、大枣、胡桃仁；大蒜、南瓜、生葱、姜、韭菜、小茴香；鳝鱼、鲢鱼、淡菜、虾、海参、鸡肉、羊肉、鹿肉、火腿、鹅蛋等。

秋天鼻炎闹，健鼻方法早知道

俗话说"秋天到，鼻炎闹"，特别是在白露之后，人体已经没有了热燥之感，相反，会有一些寒凉的感受。有些人在早晨起床后一开窗，或一出门，或天气稍有变凉，吹一下凉风都会引发鼻炎复发，出现鼻塞、打喷嚏、流清涕等症状，严重的可以发展成哮喘。

按照"肺气通于鼻，肺和则鼻能知香臭矣"的原则，如果肺气正常宣降，鼻窍就通畅，肺气郁闭不宣，鼻窍就闭塞。

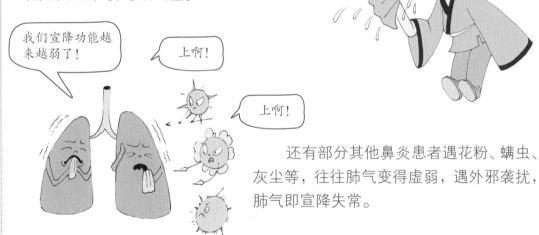

还有部分其他鼻炎患者遇花粉、螨虫、灰尘等，往往肺气变得虚弱，遇外邪袭扰，肺气即宣降失常。

此时要及时祛除外邪，比如用淡盐水洗鼻去除过敏原，有需要的话就用麻黄类方，恢复肺气的宣降。

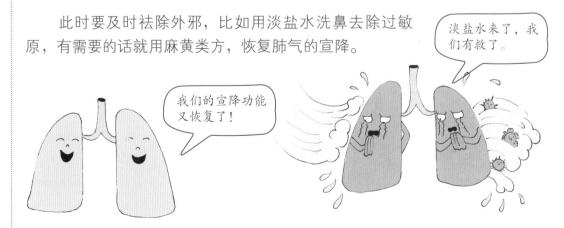

中医对症治疗鼻炎

《黄帝内经》上说"肺气通于鼻"，鼻子与肺部的健康息息相关。因为肺开窍于鼻，通过温补肺阳，对鼻炎的治疗能起到很好的效果。针对不同类型的鼻炎，中医有不同的对症偏方。

经常对鼻子进行按摩，能增强局部气血流通，加强鼻子的耐寒能力，有效预防鼻炎，亦能治疗伤风和鼻塞。

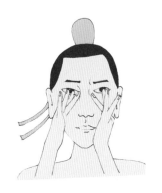

摩鼻：以双手中指按着鼻梁的上端，以此为起点从上往下揉搓，到局部发热为止。

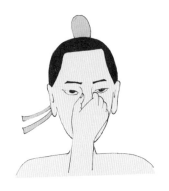

擦鼻：以拇指及食指指腹，沿下方的鼻翼，上下反复摩擦，共做18次，冬天可增至38次。

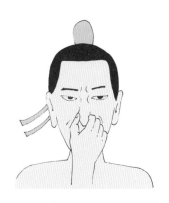

捏鼻尖：用食指和拇指捏鼻尖，揉至鼻部热麻为度。此方法有泻热升阳之功效，利于鼻炎康复。

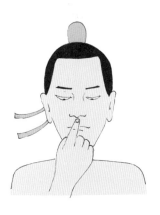

揉鼻下：以食指指腹按揉水沟穴，顺、逆时针方向各60次。然后，再向深部点按20次。

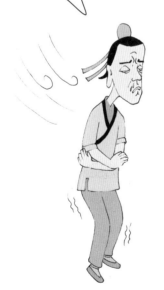

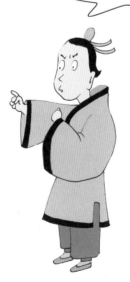

头足不"秋冻"，薄衣御寒有讲究

俗话说："白露秋分夜，一夜冷一夜。"随着天气逐渐变凉，很多人会赶快添加衣被。中医对此提出了"适当秋冻"的观点，认为不要太快地添加衣服，应"薄衣之法，当从秋习之"。

中医解读"秋冻"

今天确实有点冷！我都扛不住了。

天气骤然变冷时，适当添加衣物还是必要的，否则，极容易患上感冒。

糖尿病患者局部供血较差，如果血管受到冷空气刺激，易发生血管痉挛，引起组织坏死和糖尿病足。所以，糖尿病患者不要秋冻。另老年人和儿童、慢性支气管炎患者、哮喘病患者和关节炎患者也都不适合"秋冻"。

刚入秋时，一般是凉而不寒，如果过早就把厚衣服穿上了，身体与"凉"接触太少，体温调节中枢得不到很好地适应，调节体温的能力就会下降，真正入冬后，就很难适应寒冷。而适当"冻"一下身体，采用"薄衣御寒"的方法，能够避免多穿衣服产生的身热汗出、汗液蒸发、阴津伤耗、阳气外泄，顺应了秋天阴精内蓄、阳气内守的养生需要。

不冻头和足

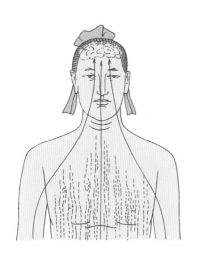

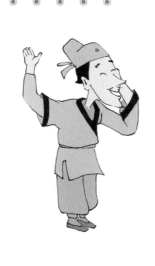

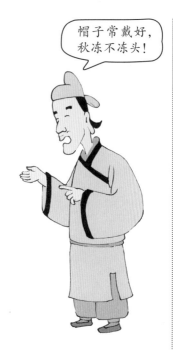

帽子常戴好，秋冻不冻头！

头为诸阳之汇，不能冻头。中医有"头为诸阳之汇"之说，身上衣服穿得再厚，要是不注意头部的保暖，就像暖水瓶不盖塞子，无法抵御寒冷的袭击。为了抵御寒冷，最好戴上帽子，避免受风而引发头痛、发热等身体不适。

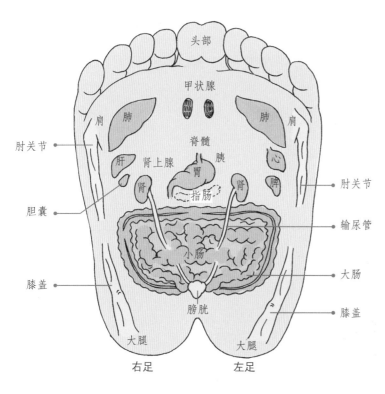

足为人体的第二心脏，不能冻足。足，素有"人体的第二心脏"之称。足部分布着人体的6条重要经脉，并且足远离心脏，血液循环最为不畅，尤其足底心是比较容易遭到寒气侵犯的地方。

因此，应加强对足部的保暖，如穿鞋袜、泡热水澡，能使循行于足部的经络畅通，气血流畅，从而促进正常机体的功能。

秋分

蛰虫坏户防着凉

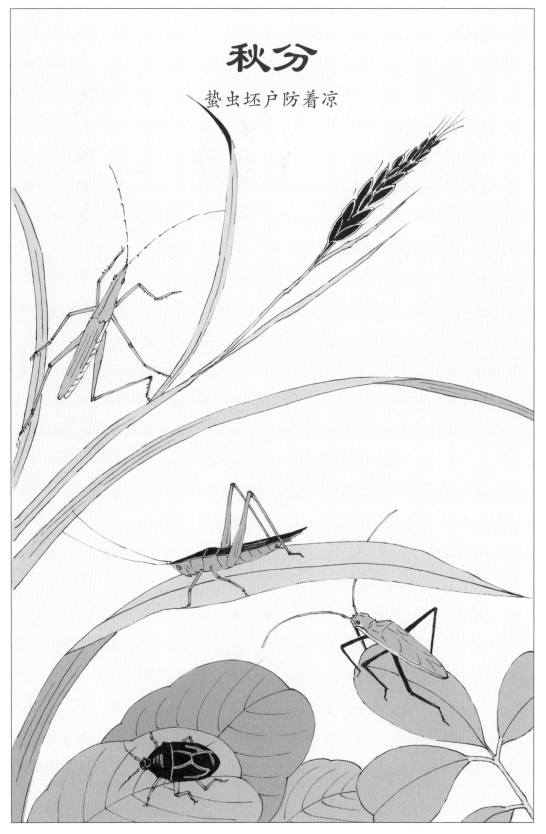

每年的 9 月 22-24 日，太阳到达黄经 180° 时，即为秋分。秋分过后，阳光直射位置更向南移，北半球渐趋昼短夜长，气温也就变得更低了，只有做好保暖御寒工作，才能"正气存内，邪不可干"，冬天就不怕寒邪侵袭了。

秋分三候

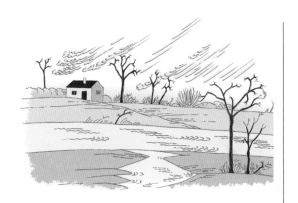

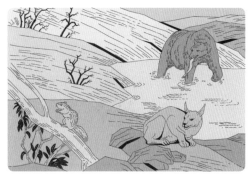

一候雷始收声

就秋分来说，就是进入秋天的开始，这之后暖空气减少，温度降低，水分蒸发减少，减少了冷暖空气的交汇，也就没有了雷声和闪电，所以一候被说成是"雷始收声"。

二候蛰虫坯户

就是说冬眠的动物和昆虫已经开始为冬眠做准备。

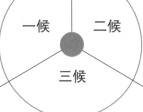

一候   二候

三候

三候水始涸

就是指这时的水开始干涸。

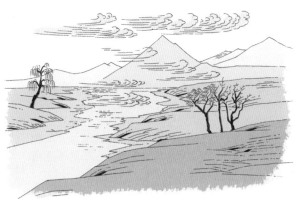

第 ① 节

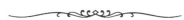

谨防支气管炎，切莫掉以轻心

在秋分前后，雨水稀少，天气干燥，空气中过敏物质较多，是支气管疾病、哮喘疾病等呼吸系统疾病的高发期。

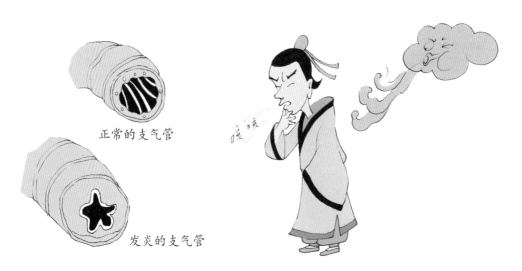

正常的支气管

发炎的支气管

咳嗽

分型	病因	症状	实用偏方
急性支气管炎	急性气管炎是由细菌或病毒感染及外部环境刺激或过敏反应所引起的气管黏膜的急性炎症。受凉和过度疲劳可降低上呼吸道的防御功能，故可诱发急性气管炎	鼻塞、打喷嚏、流鼻涕、咽痛、声哑等。同时可有畏寒、发热、头痛、乏力。咳嗽初起并不严重，呈刺激性，痰少，1~2天后咳嗽加重，痰量逐渐增多，由黏液性转成脓性。症状较重的病例往往在晨起及晚上睡觉时体位改变或吸入冷空气、体力活动后，有阵发性咳嗽	取生姜1小块，鸡蛋1只，香油少许。将生姜切碎，姜末撒入蛋中，煎荷包蛋熟后趁热吃下，每日2次，可治风寒引起的急性气管炎
慢性支气管炎	慢性气管炎多由急性气管炎、流感或肺炎等急性呼吸道感染转变而来。另外，慢性气管炎与大气污染、吸烟及过敏有关	咳痰是主要症状之一，以早晨和夜间最重。痰量多少不一，一般为白色泡沫状或黏痰，伴急性感染时变成脓性痰，痰量也增多。咳嗽剧烈时可痰中带血丝。反复感染则咳嗽越来越重，痰液增多	将红皮辣萝卜洗净，连皮，切成薄片，放于碗中，上面放麦芽糖2~3匙，搁置1夜，即溶成萝卜糖水，取之频频饮服，可治慢性支气管炎

多吃"辛酸"果蔬

秋分的"燥"不同于白露的"燥"。秋分的"燥"是凉燥，而白露的"燥"是"温燥"，因此，在秋分时节，可适当多吃些辛酸、甘润或具有降肺气功效的果蔬，特别是白萝卜、胡萝卜，对防治支气管疾病、哮喘疾病十分有效。

按摩保健穴位

太渊穴：本穴为手太阴肺经的原穴，是肺经元气留止之处，位于掌后内侧横纹头动脉中，就是中医平常切脉时寸脉所在的地方。经常按摩太渊穴，不但可以调整肺气的升降功能，同时可以舒畅三焦气机，防治咳嗽、胸闷逆气、眼睛红肿、多痰等症状。

背俞穴：即脏腑之气输注之处，是阴病行阳的重要场所。《类经附翼》说："天之大宝，只此一丸红日；人之大宝，只此一息真阳。"采用按压或艾灸背俞穴的方法，也能达到缓解呼吸系统疾病的目的。

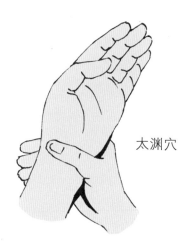

太渊穴

《素问·阴阳应象大论》说："阴病治阳。"意指背俞穴在临床上主要是以诊察和治疗与其相应的五脏疾病为主。如肺俞治咳嗽、喘息、寒热；脾俞治腹胀、飧泄等。背俞穴不仅对脏腑病证有良好的治疗作用，同时也经常用作治疗与之相应脏腑有关的五体、五官疾病。

小儿支气管炎推拿手法一：清肺经 300 次、清天河水 300 次，帮助清理肺腑内热。

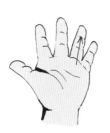
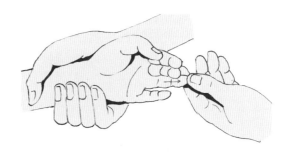

清肺经

位置：环指螺纹面由指尖至指根构成的一条直线。

手法：以拇指指腹从环指根部向指尖方向直推。

作用：清肺热，调节儿童因外感风热引起的咽部不适。

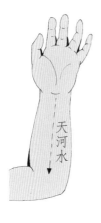
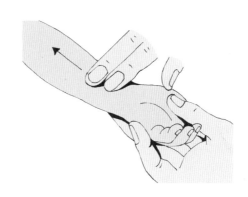

清天河水

位置：天河水指前臂正中总筋至曲泽构成的一条直线。

手法：一手握住儿童的手腕，使其掌心向上，然后用中指、食指指腹自腕横纹直推向肘横纹，推的方向一定是从腕到肘，不可反向操作。

作用：清热解表、宣肺除烦。

小儿支气管炎推拿手法二：推六腑 300 次或推三关 100 次（有热推六腑，有寒推三关）。

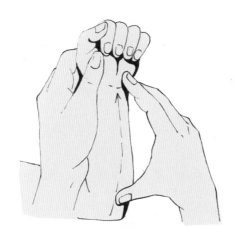

推六腑

位置：六腑指前臂尺侧缘，肘腕之间的一条直线。

手法：以拇指或食、中指二指螺纹面从肘部下推至腕部。

作用：清热、凉血、解毒，对儿童感冒引起的风热、支气管哮喘有调理作用；对于调理儿童体内热盛引起的呕吐也很有效。

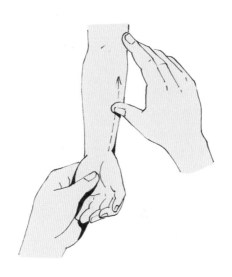

推三关

位置：三关指前臂桡侧，腕横纹至肘横纹构成的一条直线。

手法：用拇指桡侧面或食、中指面自腕推向肘，称推三关。

作用：补气行气、温阳散寒、发汗解表，多用于腹痛、腹泻及感冒风寒等虚寒病证。

小儿支气管炎推拿手法三：运内八卦 100-200 次，揉掌小横纹 3 分钟。

运内八卦、揉掌小横纹配合操作在化痰止咳方面很较好的效果，尤其是小月龄宝宝，但如果咳嗽伴随哮喘，可改为逆运内八卦配合揉掌小横纹。

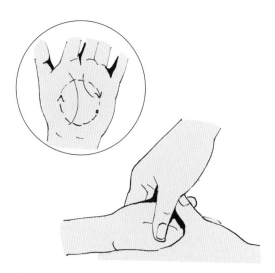

运内八卦（100-200 次）

位置：八卦位于手掌面，以掌心为圆心，从圆心至中指横纹约 2/3 处为半径，画一个圆，八卦穴就在这个圆上。称为运内八卦。

手法：使用按摩油等按摩介质，用拇指指尖轻轻地由乾卦起，以顺时针的方向推运至兑卦止，周而复始画圈，手法力度一定要轻。

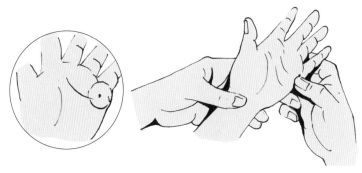

揉掌小横纹

位置：位于掌面小指尺侧根纹下小横纹处，属点性穴位。

手法：操作时用揉法，用拇指螺纹面按住小横纹左右揉。

作用：宣肃肺气，消肺炎，化痰涎，并有疏肝郁的作用。

主治：口疮，流口水，肺炎气管炎、百日咳等，对一切痰壅咳喘皆有良效。

第 ② 节

燥气当头咳不停，食物镇咳解您忧

秋分前后，寒热交替，湿气去而燥气来，很多人会出现声音沙哑、咳喘不停的症状。这就是中医所说的"秋燥"病证，如果不及时治疗，就会为冬天的慢性支气管炎复发种下病根。所以，《素问·阴阳应象大论》说："秋伤于湿，冬生咳嗽。"

治疗咳嗽，需分清温凉

"秋燥"病证多由脾阳不振，不能运化水湿，水湿停聚而生。从秋分开始，气温速降，寒凉渐重，所以多出现凉燥。而秋分之前，有暑热的余气，故多见于温燥。温燥咳嗽由热邪和燥邪侵犯肺部所致，是燥而偏热的类型，治疗时以清热润燥为主。凉燥咳嗽由燥邪与寒邪共同侵犯肺部所致，是燥而偏寒的类型，治疗时除润燥外，还应吃一些温性的食物。

温燥　前　中秋　后　凉燥

温燥感冒	凉燥感冒
怕热多，怕风少	怕冷，没有汗
口渴，咽干，鼻干	头痛，咳嗽，有痰
干咳，痰少，舌红	鼻塞，咽干
治法	**治法**
辛凉透散，轻宣风热，润燥	苦温宣散，调和肺气，润燥

菠菜和山药在防治"凉燥"上，亦有很好的功效。此外，您也可以尝试在白开水中加少量食盐，少量多次饮用，能减少体内水分流失，缓解秋燥带来的困扰。另外，蜂蜜具有润肺、养肺的作用，同样是对付秋燥的"法宝"。

对付温燥佳品：梨

秋分过后，天气转凉，空气中水分减少，而肺为娇脏，对燥气最为敏感，稍有疏忽，就会出现"上火"症状。将梨削皮生吃或与大枣、萝卜、绿豆等一起熬汤吃，对温燥所引起的各种秋燥症状均有很好的预防和治疗功效。

肺被火气所伤，津液缺乏。会出现口渴咽痛、声哑干咳、咯血、皮肤干燥等症状。

将梨削皮生吃或与大枣、萝卜、绿豆等一起熬汤吃，对温燥所引起的各种秋燥症状均有很好的预防和治疗功效。

梨性寒，多吃会使寒性随之进入身体。此外，吃梨过多伤阳气，冠心病、糖尿病、肠胃功能弱者及孕妇都不宜多吃梨。

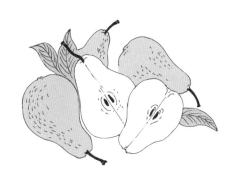

对付凉燥佳品：白萝卜

中医学认为，白萝卜性温味辛甘，微微具有辣味，而且多汁，辛辣具有行气的功效，这些汁液刚好被它的行气作用所推动，可以四处去"润"我们的燥。盛夏之时，阳气在表，胃中虚冷，加上盛夏酷热，人们又贪食寒凉，所以夏天宜吃姜暖身；而冬月之时，阳气在里，胃中烦热，吃白萝卜可让它的滋润本色抵御邪气，润泽肺。

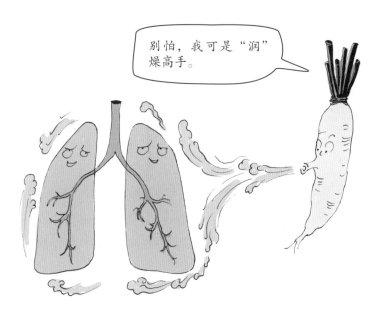

别怕，我可是"润"燥高手。

不过，白萝卜破气，服人参、生地黄、熟地黄、何首乌等补药后不要食用，否则会影响药效。此外，由于食用生白萝卜产气较多，溃疡病患者不宜过多服用。

菠菜和山药在防治"凉燥"上，亦有很好的功效。此外，您也可以尝试在白开水中加少量食盐，少量多次饮用，能减少体内水分流失，缓解秋燥带来的困扰。另外，蜂蜜具有润肺、养肺的作用，同样是对付秋燥的"法宝"。

秋分节气养生食谱

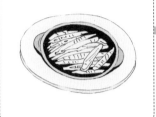

祛风消痰炝竹笋

【原料】竹笋 400 克，海米 25 克，料酒、食盐、味精、高汤、植物油各适量。

【制作】竹笋洗净，用刀背拍松，切长段（4 厘米）剖成一字条，入沸水中焯去涩味，捞出过凉水。将油入锅烧至四成热，投入竹笋稍炸，捞出沥干油。锅内留少许底油，将竹笋、高汤、食盐略烧，入味后出锅；再将炒锅入少许油，烧至五成热，下海米烹入料酒，加少许高汤，入味精，再将竹笋回锅翻炒均匀起锅即可。

【功效】清热消痰，祛风托毒。

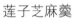

莲子芝麻羹

【原料】莲子肉 20 克，芝麻 5 克，白糖适量。

【制作】先将芝麻炒熟，研末。将莲子加水煮 1 小时左右，沸后加芝麻末、白糖，再煮 5 分钟即可食用。

【功效】补五脏，强肝肾，清心安神。补虚损，抗衰老，适宜年老体弱者。

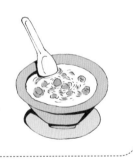

香酥山药

【原料】鲜山药 500 克，白糖 125 克，豆粉 100 克，植物油 750 毫升，香油、味精、醋、水淀粉各适量。

【制作】山药洗净后蒸熟去皮，切长段（1 寸），一剖两片用刀拍扁。锅烧热倒入植物油烧至七成热时，入山药，炸至发黄时捞出备用。另烧热锅，放入炸好的山药，加适量白糖和水，小火烧 5 分钟，然后转大火，加醋、味精、水淀粉勾芡，滴少许香油入盘即可。

【功效】健脾胃，补肺肾。适宜脾虚食少、肺虚咳嗽、气喘者。

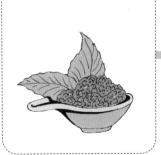

第 3 节

皮肤干燥瘙痒，调理从护肺开始

秋季来临，肌肤虽然不再忍受闷热天气、强烈紫外线的煎熬，但是新的问题又摆在了面前，干燥的气候、凉爽的秋风将肌肤中的水分一点儿一点儿地"榨干"，致使脸部皮肤绷、干燥、红肿、干纹这些肌肤大敌不断涌现。

中医解读皮肤干燥

《黄帝内经》记载："肺主宣发肃降，主皮毛。"中医学认为，肺主要功能是疏布血液的，按照重要性和紧迫性的原则，为了保证肺的功能不受影响，首先要给肺补充营养，再由肺传给大脑和其他器官，最后给四肢，所以一到秋季，发干、开裂的首先是肢体末端的皮肤。由此看来，对肺进行补水保湿，是抵抗皮肤问题的"金钟罩"，也是秋季养颜的头等大事。

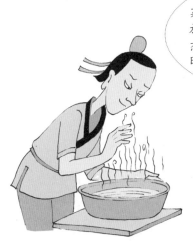

菊花 50 克，蜂蜜 250 克。将菊花放入砂锅中，加水 2 000 毫升，煎煮 25 分钟，稍凉去渣取汁。服用时将蜂蜜加入药汁，搅匀即可。

鼻吸蒸汽法是一种独特的润肺方法，原理是肺"开窍于鼻"，通过吸入蒸汽而使肺得到水的满足。

常喝菊花蜂蜜茶。此茶有养肝明目、润肺醒脑、润肤美容之效。

解除便秘不用愁，食疗按摩显身手

人们常用"秋高气爽"来形容秋季。但此时天干物燥，雨水稀少，再加上饮食失调，如食入的食物过于精细或偏食，食入的粗纤维过少，或饮水太少及运动量减少，都会使肠蠕动减弱，无法产生正常的排便反射，进而发生便秘。

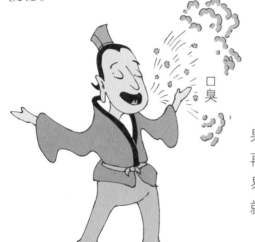

口臭

中医解读便秘

经常便秘，就要找找脾胃的过错。如果脾虚消化力不足，就会引发胃火过大，再加上吃了一些热性食物，胃肠道中就容易有热邪，造成胃肠不通畅，传输受阻，就会引发便秘、口干、口臭等病证。

选择正确的饮食

核桃富含核桃油及粗纤维。核桃油能软化大便，润滑肠道。而粗纤维能吸水膨胀，刺激肠道运动，对于治疗中老年便秘很有疗效。每天早饭前服用几颗核桃仁，不仅能治久治不愈的便秘顽疾，对于老年人的动脉硬化、老年性痴呆也有积极的预防作用。

菠菜富含维生素、胡萝卜素、叶酸、膳食纤维，不仅营养价值极高，还有促进排便的功效。

取新鲜菠菜洗净，放入开水中烫2-3分钟，取出切碎后，用少许麻油、精盐、味精拌食。每天1-2次，连吃数天，能够充分发挥其刺激肠蠕动、软化大便的作用，达到通便的效果。

按摩大肠经

中医学认为，"大肠者，传导之官，变化出焉"，大肠为传导糟粕的器官，主精液，调节体内水液代谢。双臂下垂，手臂外侧的桡侧即为手阳明大肠经。让患者取正坐或直立位，先用右手敲左臂，由肩开始从上向下敲手臂外侧，直至食指；再用同样的方法以左手敲右臂。每天 10–15 分钟，能疏通经络，使气血宣通，有助于大便的排出。

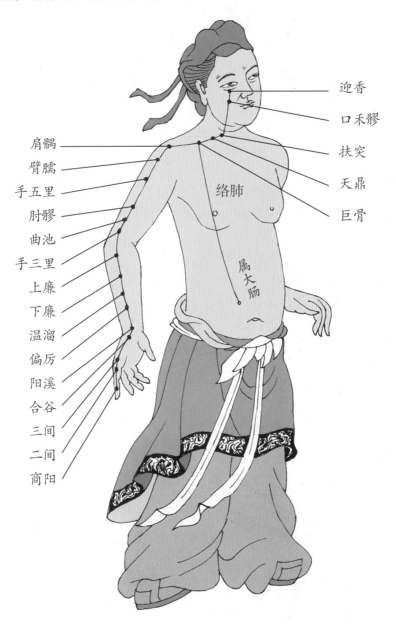

肩髃　臂臑　手五里　肘髎　曲池　手三里　上廉　下廉　温溜　偏厉　阳溪　合谷　三间　二间　商阳

迎香　口禾髎　扶突　天鼎　巨骨

络肺

属大肠

寒露

鸿雁来宾藏阴精

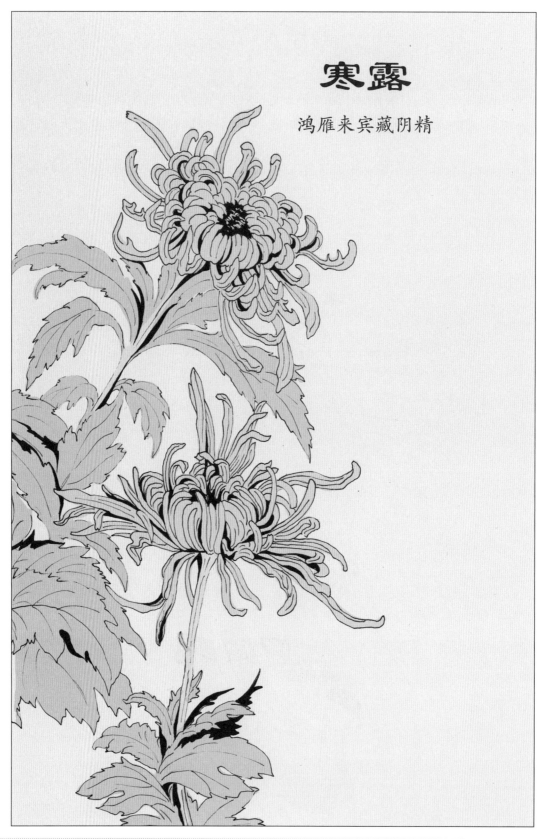

每年的 10 月 8 日或 9 日，太阳到达黄经 195° 时，即为寒露。当气候变冷的寒露时节，正是人体阳气收敛，阴精潜藏于内之时，故应以保养阴精为主。

寒露三候

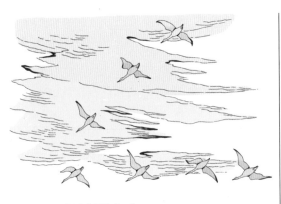

一候鸿雁来宾

指鸿雁排成"人"字形的队列大举南迁。

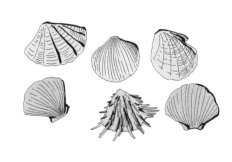

二候雀入大水为蛤

据说，海边的蛤贝类是由 3 种雀鸟潜入水中变成的。深秋天寒，雀鸟都不见了，古人看到海边突然出现很多蛤蜊，并且贝壳的条纹及颜色都与雀鸟相似，所以便以为是雀鸟变的。

一候　二候　三候

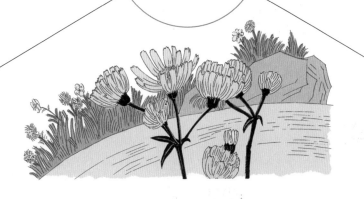

三候菊有黄华

此时，菊花已普遍开放。

第 1 节

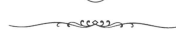

天凉露水重，警惕心脑血管病

如果说白露节气标志着炎热向凉爽的过渡，那么寒露节气则是凉爽向寒冷的转折。这个节气天气变化无常，昼夜温差较大，总的说来就是一个"寒"字，人体肌表亦处于疏泄与致密交替之际，此时若受到一些冷空气的刺激，身体就容易患病或旧疾复发。尤其是"一场秋雨一场寒"后，低温使体表血管弹性降低，外周阻力增加，使血压升高，进而导致脑血管破裂出血；心肌梗死的发病率也明显提高。因此，预防受寒对心脑血管病患者而言相当重要。

冬天的气候特点

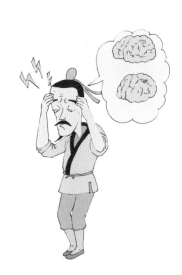

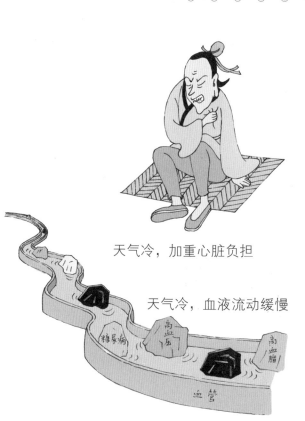

天气冷，加重心脏负担

天气冷，血管痉挛

天气冷，血液流动缓慢

这些"富裕病"是导致体内"河床"——血管，淤积、狭窄、堵塞的罪魁祸首。

冬天的生活习惯

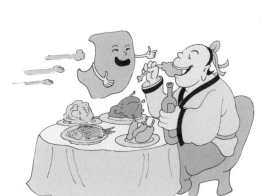

肥膏厚腻多

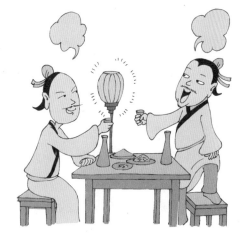

应酬喝酒多

盲目进补多

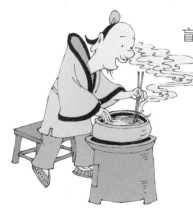

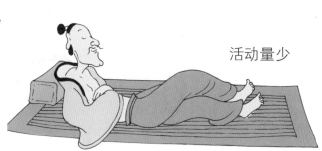

活动量少

生活习惯是基础

多菜少肉，七八分饱；少油少盐，戒烟限酒

子午觉不能少，寒添衣，热脱袄

正面思维，平和心态，舒缓情绪

运动要坚持，量力而行，必待日光

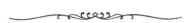

第 ② 节

夜夜把足洗，肾好不遭寒气袭

寒露过后，昼夜温差变化增大，寒而复暖，暖后又寒，而足位于人体的最底下，距心脏的位置最远，血液循环最为不畅。一旦双足受寒邪侵袭，会反射性地引起呼吸道黏膜毛细血管收缩，使抗病能力下降，导致上呼吸道感染，引发感冒、支气管炎、消化不良、失眠等病证。所以民间有"寒从足底生""足暖腿不凉，腿暖身不寒"的养生告诫。

足底上的青春不老泉——涌泉穴

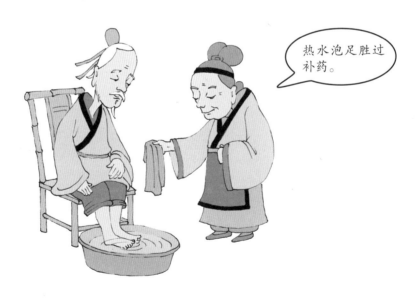

热水泡足胜过补药。

足底是各经络起止的汇聚处，汇集了很多穴位。如足面属于胃经，足底涌泉穴连着肾经，足大趾外侧属于脾经，足小趾外侧属于膀胱经。胃的经络通过足的第 2 趾和第 3 趾之间，胃经络的原穴也在足趾的关节部位。经常进行足部按摩或足浴，能帮助人体内环境得到调节并保持平衡，提高免疫功能，达到调理脏腑、舒经活络的功效。

寒露经络养生

膀胱经是人体当中穴位最多的一条经，其经上的每一个穴位都是人体当中的一味"大药"。不论是眼疾、腿疾，还是脊柱方面的疾病，都可以找膀胱经上的"大药"来解决。

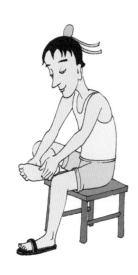

足心"大药"为涌泉穴，常搓涌泉穴可以防治健忘、失眠、消化不良、食欲减退等病证。

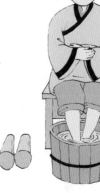

常搓足心好睡眠

经常按摩足心能使人精力旺盛，体质增强，防病能力增强。每天应坚持搓左右足心各100下。

泡洗过程中，足应在药中不停地活动，让足底接受药渣轻微的物理刺激。泡至全身微微渗汗为宜。

也可遵医嘱在水中加入适量的中药方剂：
气虚者可选用党参、黄芪、白术等补气药。
皮肤干燥者可选择桂枝、金银花、红花等补血药。
高血压患者可用菊花、枸杞子、桑叶枝、丹参等。

将这些中药每样取用15~20克，用砂锅煎煮，然后将煎好的药液去渣倒进桶里，再加入热水，即成适合泡足的药液。注意：水不要一次性地注到位，以免过凉，药液量最好浸没踝关节。

寒露燥气不减，莫让秀发去无踪

寒露时节，伴随自然万物的萎黄干枯，人体也反应出"津干液燥"的征象。很多人发质越来越糟，头皮屑、干枯等问题加重。

中医解读护发

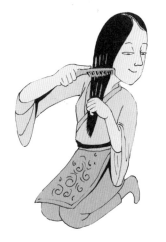

当肾的精气旺盛，头发会柔黑润滑。如果出现脱发、白发现象，大多是肾中精气亏损的缘故。

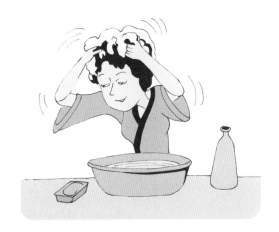

秋季干燥易伤肺，肺主皮毛，肺气虚弱则毛发不固，不仅使头发缺乏营养，还会使头发枯黄无泽，最后的结果必然导致大量脱发。

《素问·六节脏象论》记载："肾者，封藏之本，精之处也。其华在发，其充在骨。"意思是说，头发是肾的花朵，而肾藏精，精又能化血而充养头发。《素问·六节脏象论》还记载："肺者，气之本，魄之处也，其华在毛，其充在皮。"意指肺是气之根本，为魄所居之处。

饮食固发

平时有养血补肾效果的食品，如花生、核桃、黑芝麻、黑豆、黑木耳等。这些食物中都含有丰富的蛋白质及头发生长和健美所需要的微量元素。尤其是花生，生发、乌发效果极佳。建议每天吃适量生花生，吃时要连着红衣一起吃，它能使头发更加乌黑亮丽。此外，肉类、蛋类、鱼类、豆制品也要适量摄取。

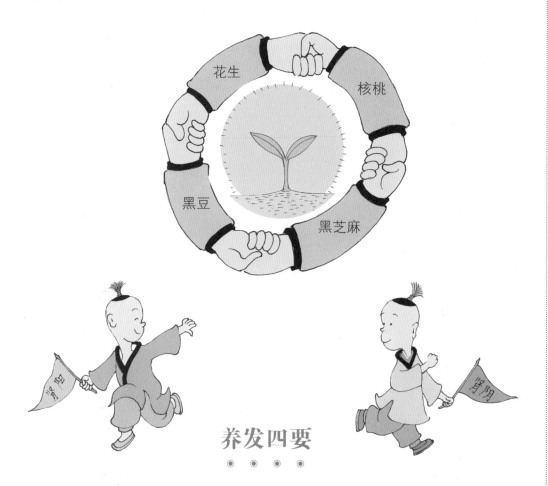

养发四要

除加强饮食营养外，还要注意以几点。

（1）常用木梳或牛角梳梳理头发，可促进新陈代谢，使秀发乌黑亮泽。

（2）睡眠对头发的养护也很重要，要保证充足的睡眠和休息。

（3）避免烫发、染发，洗发时使用天然洗发液。

（4）头发的健康与心境有很大的关系，平时要保持好心境，戒燥戒怒。

第 ④ 节

重阳登高解秋郁，秋风送爽宜出游

寒露时节，花木凋零，秋风萧瑟，容易使人们（特别是老年人和在外的游子）触景生情，产生一种说不出来的惆怅。正如宋代医学家陈直所说："秋时凄风惨雨，多动伤感，若颜色不乐，便须多方诱悦，使役其心神，则忘其秋思。"曹雪芹在《红楼梦》中写道"已觉秋窗愁不尽，那堪秋雨助凄凉"，更是写尽了秋日的凄凉和忧愁。但是，如果过度的悲伤，不仅使人的食欲下降，还会影响人的神经系统，甚至诱发秋季抑郁症。

秋养收，防抑郁

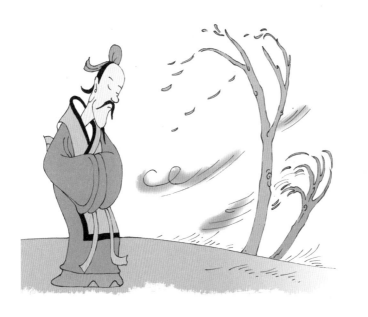

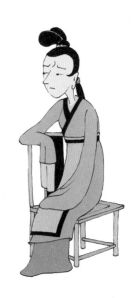

根据五行的归属分类来看，秋内应于肺，肺在志为悲（忧），悲忧易伤肺，肺气虚则机体对不良刺激的耐受性下降，所以易生悲秋之情怀。

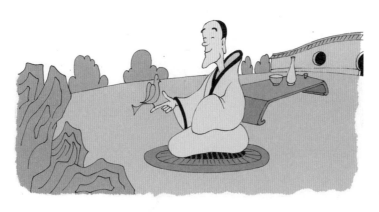

为了避免秋郁，要调畅情志、培养乐观情绪、保持内心的淡定和从容。循古人之纲，做到"使志安宁，以缓秋刑，收敛神气，使秋气平；无外其志，使肺气清，此秋气之应，养收之道也"。

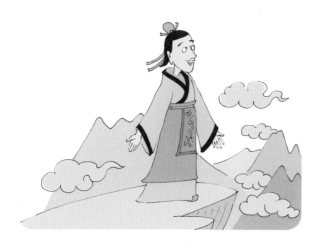

重阳节登高，通过与自然的接触，能缓解压力，使忧郁愁烦顿消。中医学认为，这个时令登高远眺，不仅可以欣赏美景、陶冶情操，还能通过登高，高喊几声呼出胸中浊气，对抑制悲伤的情绪大有好处。

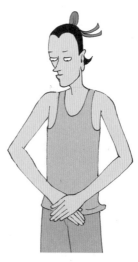

拍打腹部，解郁排毒。在肚脐两边脂肪最丰厚的地方，用双手手掌连续稍用力拍打 10 分钟。每周拍打 1 次，连续拍打几次以后，会发现出现的瘀青瘀点逐渐减少，到最后基本上不会再出，这也是一种解郁排毒、充实脏腑的良方。

霜降

草木黄落话平补

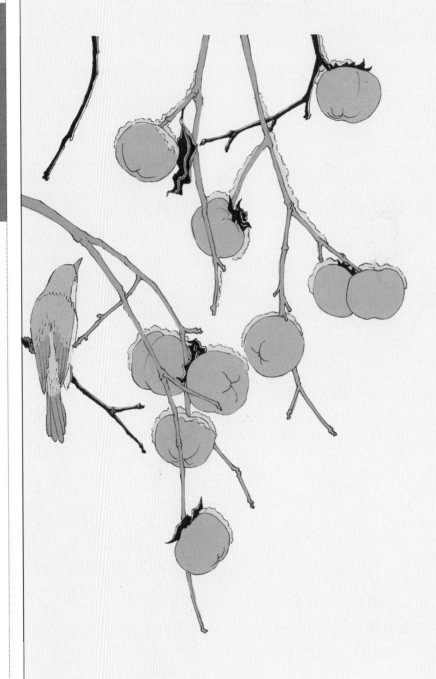

每年的 10 月 23 日前后，太阳到达黄经 210° 时，即为霜降。霜降时节，养生的重点应放在健胃补脾，锻炼身体，为迎接冬季的严寒做好身体上的准备。

霜降三候

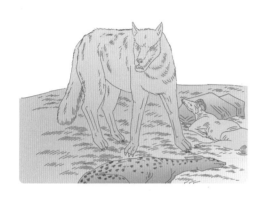

一候豺乃祭兽

豺是一种野兽，猎获其他野兽后会先排列出来再吃，看起来就好像是在祭拜天地。

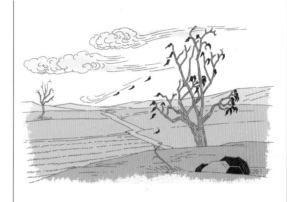

二候草木黄落

到了这个时候绿色植物纷纷枯黄掉落。

一候　二候
三候

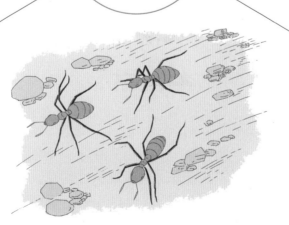

三候蛰虫咸俯

指各种要过冬的小虫开始静止不动，准备封严洞口过冬了。

第 ① 节

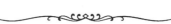

霜降进补，调养脾胃是关键

霜降之时乃深秋之季，据《月令七十二候集解》记载："九月中，气肃而凝，露结为霜矣。"可见"霜降"表示天气更冷了，好像是为秋天落下了帷幕。由于寒冷的刺激，人体的胃肠蠕动的正常规律被扰乱，破坏了胃肠的防御屏障，易导致慢性胃炎和胃、十二指肠溃疡等病证。所以，中医将霜降的养生重点放在健胃补脾。

进补需考虑脾胃是否"受补"

脾胃是后天之本，是气血的生化之源，秋季进补是为脾胃安然过冬打好基础。也就是说，冬季进补能不能达到高效，关键在于脾胃功能是否良好。

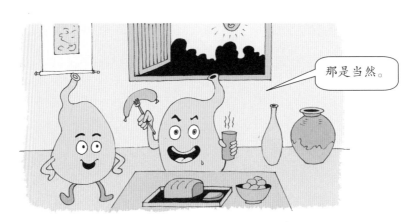

那是当然。

如果脾胃能"受补"，则能按照霜降"煲羊肉""煲羊头"的习俗进补。据说吃煲羊头能辅疗"头风"等疾病。另有加"四珍""八珍"的补药煲羊肉辅疗肺病、疟疾的记载。

如果"不受补"，食用后会发生腹胀、不能消化，甚至拉肚子等现象。因此，进补之前最好先做一个引补。通俗讲，就是先给肠胃打个招呼再开始补，希望肠胃能被打开，做好消化食物的准备。

平补之品——芡实

⊙ ⊙ ⊙ ⊙ ⊙ ⊙

有胃病的人都知道，当胃不舒服的时候，如果吃了些"硬"菜，像大鱼大肉之类的，就会感觉到不舒服。这个时候，我们最好采取"软兵"政策，多吃点儿粥、牛奶、面条等容易消化的食物。而芡实具有"补而不峻""防燥不腻"的特点，符合深秋补脾胃的进补特点。

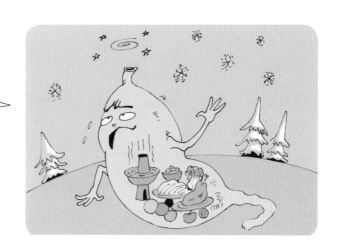

这些硬菜真难消化，憋得我好难受。

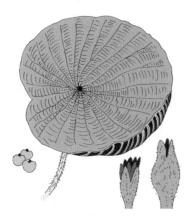

芡实煮着吃最简单，将芡实煮熟，去壳，研粉，晒干备用。每次取芡实粉 30～50 克，粳米 50～100 克，如常法同煮成稀粥。如能再配合些山药粉或莲子粉各 50 克同煮，养生效果更好。

明代李时珍《本草纲目》称："芡实粉粥固精气，明耳目。"《本草纲目》又称："糯米合芡实作粥食，益精强志，聪耳明目，通五脏，好颜色。"所以，深秋吃芡实，既能调理脾胃功能，又能为冬季贮存体能、积蓄能量。不过，由于芡实有较强的收涩作用，便秘、尿赤者及妇女产后皆不宜食。

第 ② 节

哮喘"拉风箱"，御寒保暖有讲究

霜降之时，自然界"阳气衰减"，人体肺气较弱、肾阳渐衰，抵抗力相对减弱，一旦受到空气中的寒气刺激，哮喘病患者便呼呼地拉起了"风箱"。

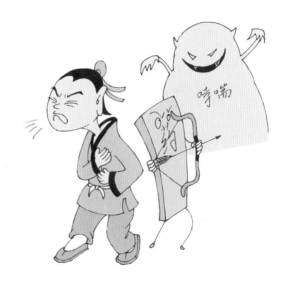

御寒保暖，适时更衣

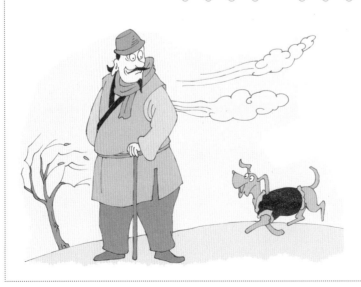

对于哮喘患者来说，衣着过多过厚，则腠理开泄，阳气不得潜藏，寒邪易于侵入。而衣着过少、过薄，既易感冒又耗阳气。恰当的做法是随气温变化而适时更衣。衣服既要保暖性能好，又要柔软宽松。

少食寒凉，多食温热

有些人吃了根雪糕，喝了点儿凉茶，哮喘转瞬间就发作了，就是"形寒饮冷伤肺"的真实写照。

哮喘患者要少饮冰水、冰啤酒等寒性饮料，控制高脂肪、高热量食物的摄入量，以免诱发高血压、冠心病等并发症。

多吃核桃仁、黑豆等性温热而又不偏燥的食物，或服用胡椒炖鸡、生姜大枣牛肉汤等滋补膳食。

气弱无力、肛门下坠、脉弱、舌苔发白的患者，可用人参3-5克，山药30克炖肉吃，或补充一些益气的中药，如黄芪、白术等。

刺激背部穴位

平时经常掌推、点按风门穴，能有效预防感冒、哮喘等病症。

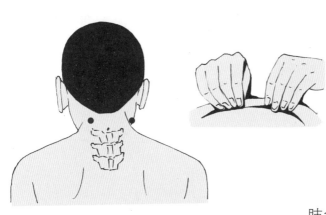

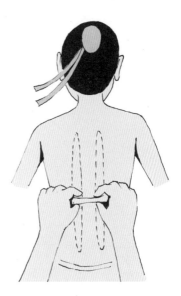

风门穴属足太阳膀胱经，位于背部，当第2胸椎棘突下，旁开1.5寸。这个位置正对应人体的肺，所以对肺的影响非常大。

肺俞穴、脾俞穴、肾俞穴等也是哮喘患者很好的"预防药"。这些穴位都在后背的膀胱经上，可通过捏脊或者拍打后背的方法来进行刺激，每次以2-3分钟为宜。

霜降一过百草枯，保腰护腹要知足

民谚有"霜降一过百草枯"之说，这说明霜降时节，天气已经由凉转寒了。随着气温的下降，燥邪的加重，人体经络里的气血也随着温度的降低而运行缓慢，如果保暖工作不到位，或者运动过度，使身体受寒，会致使腰腹部位筋肉僵硬、疼痛。还有些人本身消化不好，却爱吃寒冷食物，吃进肚子里的食物不转化成能量，没有动力把热量带到关节，就像冬天没有阳光而冰封的小河一样，致使血流缓慢，身体不能抵御寒气，也会造成腰部酸痛，肌肉挛缩。

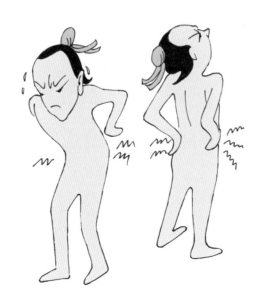

中医解读腰痛

中医学认为，"腰为肾之府"。腰不仅是承受上半身重量的支点、连接下半身的中轴，还是判断"肾"阳充足与否的"风向标"。大多肾阳虚者都会有腰痛欲折、腰部酸软或腰部发凉的症状，女性月经期这些症状尤为明显。所以，在寒凉的霜降时节，一定要加强对腰部的保护和锻炼。

锻炼配合养生，缓解腰部疼痛

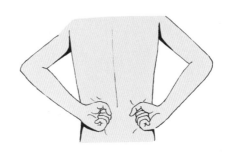

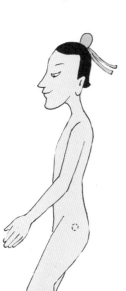

锻炼腰腹筋骨：两手握拳，手臂往后用两拇指的掌关节突出部位，按摩腰眼。此法可补肾纳气、强腰壮骨，防治由肾亏所致的腰酸背痛、肌肉劳损等症。

倒走缓解慢性腰痛：练习倒走、将腰部和臀部反复抬高呈弓状，能有效预防腰痛。倒走过程中可以有效矫正腰（腰椎前凸）的不正确姿势，减小骨盆前倾和腰椎前凸，同时还能锻炼自身肌肉，使慢性腰痛得到有效缓解和治疗。

茯苓养生酒：每天喝茯苓养生酒一小杯，能将疼痛坚硬的肌肉变得柔软舒缓，还能防治由气血虚弱、阴阳两亏所致的腰酸腿软、身体乏力、遗精阳痿、须发早白、心悸失眠、食欲减退等症。

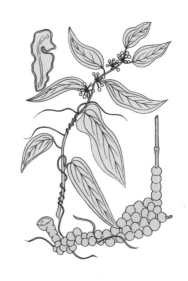

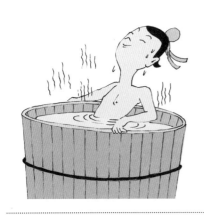

精油泡澡：精油泡澡不仅能改善腰部血液循环，缓解疼痛，还能排出毛孔里的堵塞物，起到保健与美容的双重效果。

第 **4** 节

敲打肝经勤锻炼，将老寒腿拒之门外

霜降时分，树叶枯黄，多有在秋风中飘零之景，而黄河流域已出现白霜，千里沃野上，一片银色冰晶熠熠闪光。其实，秋风不仅吹黄了树叶，吹来了冰霜，也带来了一些风寒导致的"老病根"，老寒腿就是明显的例子。这是一种腿部（多为膝关节）产生酸麻疼痛的病证。当遇到寒冷刺激时，血管收缩，血液循环变差，往往使疼痛加重，给患者带来极大痛苦。

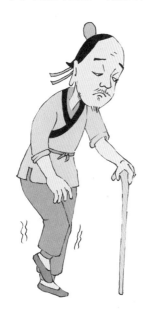

老寒腿就是腿部受凉、怕寒、怕冷，膝盖疼痛，天气变化或气温降低会加重病情。老寒腿疼痛位置固定。

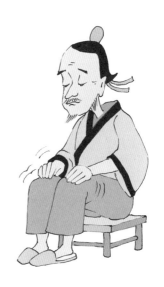

推按肝经

肝经在大腿的内侧，与胆经的路线正好相反。每天睡觉前把双腿弯曲打开，先从左腿开始，双手相叠按在大腿的根部，稍用力向前推至膝盖，反复推按几十遍，能够起到畅通肝经、疏通肝气的效果。

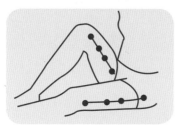

肝经位于大腿内侧

胆经位于大腿外侧

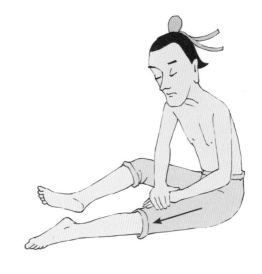

锻炼腰膝运动

⦿ ⦿ ⦿ ⦿ ⦿ ⦿

晚上临睡前，反复做以下动作，可使腰、膝得到锻炼，对肾有益。

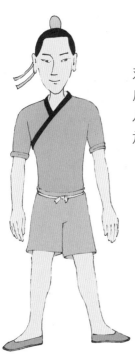

背对墙站立，双腿分开略小于肩宽，双足呈外八字打开，双臂放在身体两侧。

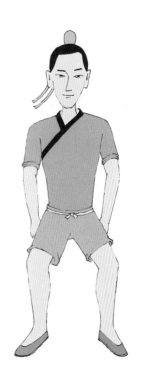

屈膝下蹲，直至蹲不下去，让大腿肌肉呈紧绷状态并保持不动。吸气，5–10秒后慢慢起身，恢复站立姿势并吐气。重复做 5 次。

按摩肝经穴位，让气血充足

通过对肝经的穴位进行按摩，可以疏通肝经的气血，气血充足了，才能有效滋养人的身体，从而有效改善视物模糊，白睛发黄，口干口苦，偏头痛等症，也能调节人的情志、精气神。

期门：是人体十分重要的一个穴位，十二经气血运行于此，肺经的云门穴主开，期门主关，因此早上刺激云门，晚上刺激期门，可调节全身气血运行。

章门：章门是肝经、胆经的合穴，又是脾经募穴，主要用于改善脾胃失调引起的情志抑郁、不思饮食、食难消化等症。

太冲穴：太冲是肝经的原穴，有疏肝解郁、平肝息风、调和经血的作用，凡太冲穴处感觉有酸痛，或有结节时，一定是有血压不稳或周身痹痛症状，疏通太冲，对降血压有很好的疗效。

大敦穴：大敦是肝经的井穴，肝主藏血，若情志抑郁，久积化火，血液妄行会导致各种出血疾病。可配合隐白治疗出血证。

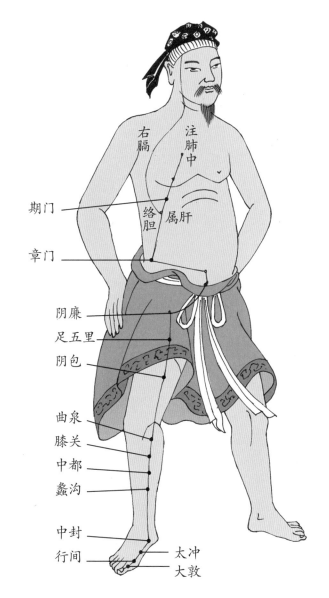

右膈　注肺中

期门　络胆　属肝

章门

阴廉
足五里
阴包

曲泉
膝关
中都
蠡沟

中封
行间　太冲　大敦

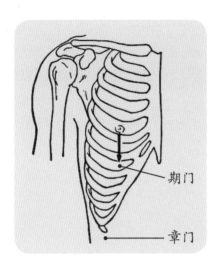

期门

章门

章门：章障也。《礼记》四面有章。犹云障碍也。本穴治症瘕疝痞及藏气郁结诸症。取之犹开四章之门，以通痞塞之气也，故名章门。

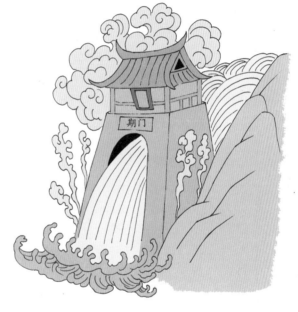

期门：期，时，会之意，门，开，通之意。本穴为治血症之要穴。主治：胁痛，腹胀，完谷不化，呕吐，泄泻。

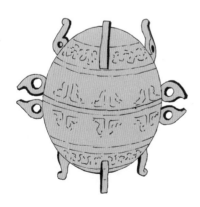

大敦：本穴当足大趾，肉起如敦状之处；敦为古代一种盛黍的大腹器皿，延伸作肥厚之意。本穴为足厥阴肝经之井穴，经气充盛，犹如井泉之水，源源不断。

霜降食补及药补

五味百肉

【原料】猪后臀肉500克，熟芝麻面、花椒面、葱末、姜末、蒜泥、辣椒油、酱油、白糖、醋各适量。

【制作】将猪肉洗净，入沸水锅煮至熟，捞出沥干，待凉后切成薄片备用。将辣椒油、酱油、白糖、醋、熟芝麻面、花椒面、葱末、姜末、蒜泥搅拌均匀制成调味汁，食用时浇在肉片上即可。

【功效】滋阴润燥，补气补虚。

素炒三丝

【原料】干冬菇75克，青椒2个，胡萝卜1根。植物油、白糖、料酒、味精、食盐、水淀粉、鲜汤、香油各适量。

【制作】将冬菇水发洗净，挤干水分，切成细丝；胡萝卜、青椒洗净切丝。热锅入油适量，将三丝入锅煸炒后，放料酒、白糖煸炒，然后加鲜汤、食盐，待汤烧沸后加味精，用水淀粉勾芡，淋上香油即可。

【功效】健脾，化滞，润燥。

金芪花茶

【原料】黄芪5克，金银花、茉莉花茶各3克。

【制作】用200毫升开水冲泡5-10分钟即可，冲饮至茶味变淡为止。

【功效】清热泻火。

连翘玉茶

【原料】连翘10克，玉竹3克，绿茶5克。

【制作】用200毫升开水冲泡5-10分钟即可，冲饮至茶味变淡为止。

【功效】清热解毒，消肿散节，消炎抗菌。

霜降节开始，气候逐渐寒冷，秋补宜适当多吃些猪肉、羊肉和兔肉。而且霜降前后外邪是寒邪与燥邪的混合体，燥邪仍会损伤津液。所以，一方面要养阴生津，减少燥邪对肺的损伤，另一方面又要适度平补，以抵御寒邪。

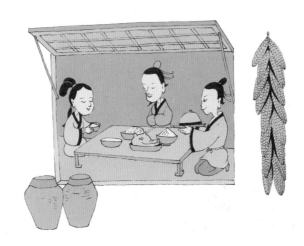

冬

冬三月，此为闭藏。水冰地坼，勿扰乎阳，早卧晚起，必待日光，使志若伏若匿，若有私意，若已有得，祛寒就温，无泄皮肤，使气极夺。此冬气之应，养藏之道也；逆之则伤肾，春为痿厥，奉生者少。

——《素问·四气调神大论》

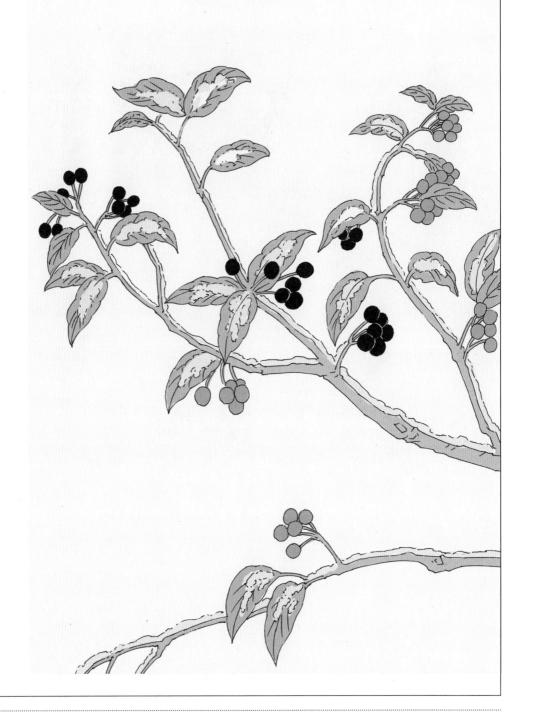

立冬

天寒地冻话厚补

每年 11 月 7 日或 8 日，太阳到达黄经 225° 时，即为立冬。

立冬三候

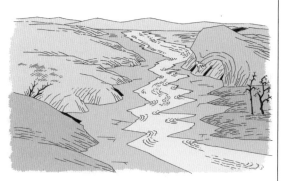

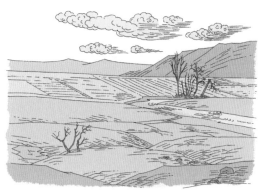

一候水始冰

这时河水已经开始结冰了，只是这时候看见的还是小冰凌。

二候地始冻

这时节气温降到 0℃ 以下，土地的表层已开始冻结了，随着温度的继续下降，冻层会不断加厚。

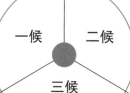

一候　二候
三候

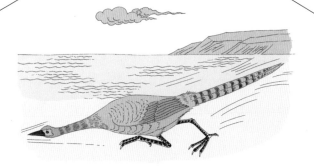

三候雉入大水为蜃

雉指野鸡，蜃为大蛤。立冬后，野鸡便不多见了，而海边却可以看到外壳与野鸡的线条及颜色相似的大蛤。所以古人认为雉到立冬后便变成大蛤了。

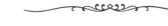

第 ① 节

冬三月，此谓闭藏

立冬过后，天寒地冻、万物凋零，自然界的许多动物都纷纷回归巢穴，进入"蛰伏"的冬眠状态。从万物生生不息的角度来讲，这种"闭藏"意味着为来年积蓄能量。顺应自然界闭藏之规律，人体也应在冬天做好"精"的固守，为来年春天生发储藏身体能量。

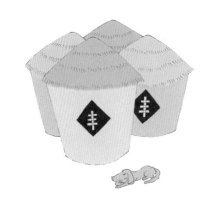

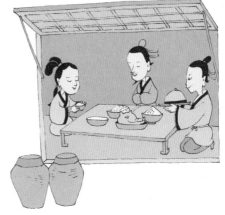

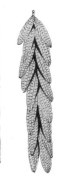

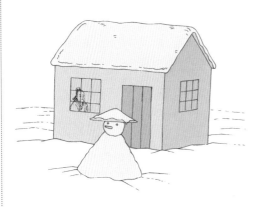

民间俗语常说"秋冬进补，开春打鼓"。因此冬季养生，我们在借助自然之势，顺天而"藏"的同时，还要主动出击，借天而"补"，以达到养生祛病、延年益寿的目的。应以食补为上。

《黄帝内经》：冬三月，此谓闭藏。冬天万物凋零，只剩下一些枯萎的树木，这就是自然界万物闭藏的季节了。因此，冬季养生的基本原则也当讲"藏"。

冬季养生，要藏什么

冬天要早睡晚起，起床的时间最好以太阳出来后为宜。寒冷的冬季，应该保证充足的睡眠时间，早睡晚起有利于人体阳气的潜藏和阴精的积蓄，以达到"阴平阳秘，精神乃治"的健康状态。

一是收藏阳气。要做到生活规律、避寒保暖，《素问·四气调神大论》载："冬三月，早卧晚起，必待日光。"

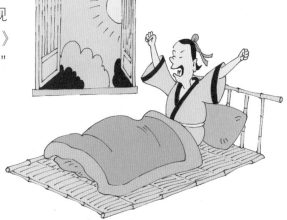

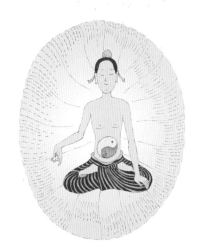

二是贮藏热量。冬季气候寒冷，为了御寒保暖，饮食方面应该多食温热食物，少食寒凉生冷食物，补肾助阳以"藏热量"为主。

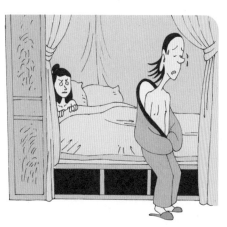

三是多藏神气。心理平衡，宁静为本，除重视保持精神上的安静以外，在神藏于内时还要学会及时调畅不良情绪。

四是多藏肾精。养肾护精，节制房事，冬季行房时千万要量力而行，切不可强以入房，否则伤肾耗精。

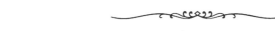

立冬补身，南北进补大不同

虽然冬天强调要进补，但不能乱补，需要特别注意的是在冬季食补前一定要先清楚自身体质的"寒热"属性，"热性"体质的人一般不适合"冬补"，而肠胃功能不好的人，也要先把肠胃功能调理好再进补，否则会增加肠胃的负担。

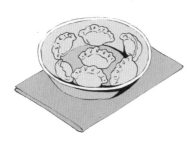

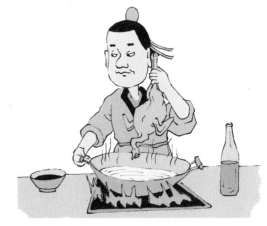

北方人在立冬之日，会热衷于吃饺子，饺子里面既有肉馅，又有蔬菜，既不全是高脂肪的肉类，又不是没有油水的蔬菜，正符合这个时候的饮食特征。

长江以南地区虽已立冬，但气温要温和许多，吃些鸡、鸭、鱼类，能起到清补的效果。

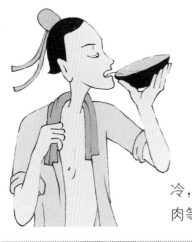

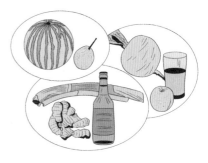

西北地区天气寒冷，应食牛、羊、狗肉等大温大热之品。

高原山区雨量较少且气候偏燥，应以果蔬、冰糖等甘润生津之品进补。

进补需参考个人情况

很多人认为，"养肾进补，多多益善，有病治病，无病强身"。其实这是一种误解，冬季进补要根据当时的环境及自身的条件来决定，千万不能听人家说冬天的时候要补，就冬三月补个不停。

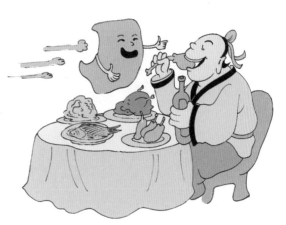

对于无疾病且身体强壮的人，虽然羊肉、狗肉等食物也可以温肾壮阳，但如果超量食用，会产生口干舌燥、鼻孔出血等滋补"综合征"。

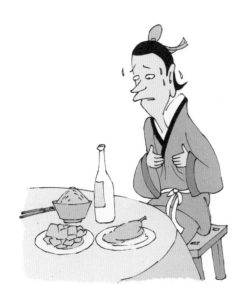

久病体弱的老年人，或脾有湿邪的人，因脾胃虚消化差，服用滋补药不仅达不到补虚效果，反而出现腹胀便溏、恶心呕吐症状，致使身体更虚。

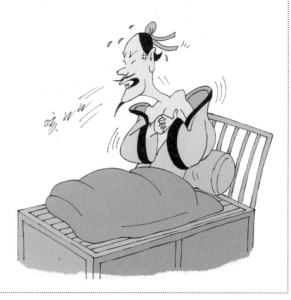

患有感冒、发热、咳嗽等的人，如果肆意进补，则有可能加重病情。

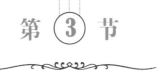

老年人养阳护阳，预防突发疾病

立冬时节，很多老年人出现畏寒怕冷、腰膝无力、泄泻便溏、夜间尿多等症状，这就是中医所说的"易寒为病者，阳气素弱"。为了避免发生以上情况，凡有耗伤阳气及阻碍阳气的情况皆应避免。

中医解读阳虚

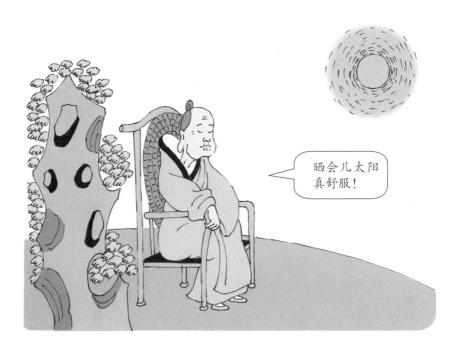

> 晒会儿太阳真舒服！

所谓阳气，就像天上的太阳。我们知道太阳普照大地，给大地带来温暖，没有太阳，地球上自然也就会没有任何生物。阳气也是如此，是我们生命的基础。如果阳气不足，就会产生畏寒怕冷、腰膝酸软、头晕、耳鸣、盗汗、潮热等症状。

视频讲透黄帝内经·二十四节气

纠正不良饮食习惯

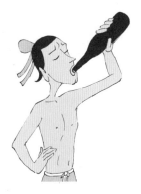

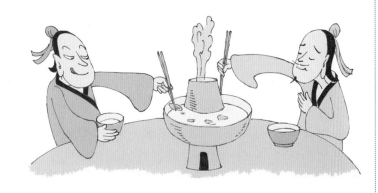

杜绝嗜食生冷、滥饮滥食。在冬天生冷的食物会使人体寒性更大，易让寒气在体内形成湿邪，从而影响脾胃的运化功能。

不能过食火锅、烤羊肉串等辛辣的食物。因为辛辣的食物"火气"太大了，很容易耗伤胃阴。

> 冬季适合吃炖母鸡、精肉、蹄筋，常饮牛奶、豆浆，这些对血脂影响都不大，还可增强体质，防寒邪致病。

坚持运动锻炼

中医常说，动则生阳，经常参加一些体育锻炼，如散步、慢跑等，可以很好地巩固体内的阳气，将健康之"城"护卫起来，增强身体免疫力。

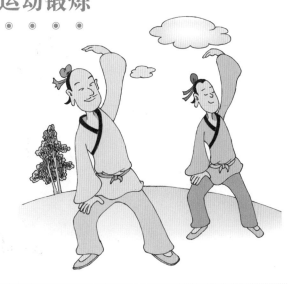

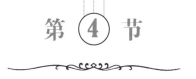

第 4 节

肺虚咳喘闹不停，辨证治疗最见效

立冬过后，气温骤然变冷，人体受到冷空气刺激后，抵抗力也会随之降低，到处可见咳嗽、气喘的患者。这些患者轻则是感冒、支气管炎，重则为老年慢性支气管炎、哮喘，而老百姓习惯将此归咎于体质差，经不起寒。其实，肺部疾病和其他疾病一样，有不同的病因和症状，需要有的放矢，对症进补，只有这样才能收到明显的滋补效果。

分型	症状表现	食补材料
肺阴虚	症见干咳无痰、偶带血丝、咽燥口干，甚则声音嘶哑、颧红盗汗、手足心热、舌红少津等	沙参、玄参、麦冬、生地黄、石斛、玉竹、天花粉、百合、蜂蜜、梨、藕、荸荠、青果、西瓜、北瓜、甲鱼、龟、鸭子等
肺气虚	症见咳嗽、咳声低微、动则气短、痰涎清稀、少气懒言、易汗、易感冒、舌淡苔白等	党参、太子参、生晒参、黄芪、白术、甘草、蛤蚧、冬虫夏草、大枣、莲子等

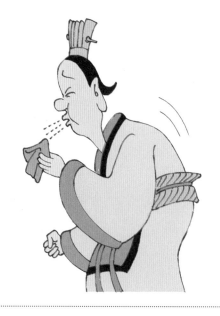

立冬时节食补及药补

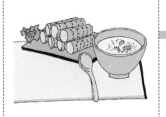

山药羊肉汤

【原料】羊肉 500 克，山药片 150 克，葱、姜、胡椒、料酒、食盐各适量。

【制作】将羊肉洗净切块，入沸水锅内，将血水焯去；用刀将洗净的姜、葱拍破备用。用适量清水将山药片浸透，与羊肉块同时置于锅中，加入适量清水，将其他配料一同放入锅中，大火煮沸后改用小火炖至熟烂即可。

【功效】补脾胃，益肺肾。

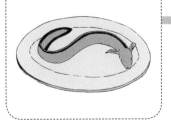

鳝鱼归参汤

【原料】鳝鱼 500 克，当归 15 克，党参 15 克，料酒、葱、生姜、蒜、味精、食盐各适量。

【制作】将鳝鱼剖背脊后，去骨、内脏、头、尾，切丝备用；当归、党参装入纱布袋内扎口。将鳝鱼置锅内，放入药袋，再加入料酒、葱、生姜、蒜、味精、食盐、水适量；将锅置炉上，先用大火烧沸，打去浮沫，再用小火煎熬 1 小时，捞出药袋不用，加入味精即可。

【功效】补益气血。

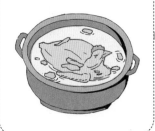

枸杞鸡肉汤

【原料】鸡半只，枸杞子、生姜片各 15 克，怀山药 30 克，食盐适量。

【制作】将鸡肉洗净切块，倒入沸水中烫一下捞出，除去腥味，然后把鸡块放入砂锅中，加入怀山药、枸杞子、生姜片及适量水，用小火煮至肉烂汤香，加适量食盐，煮沸即可。

【功效】补肝益肾，温中益气。

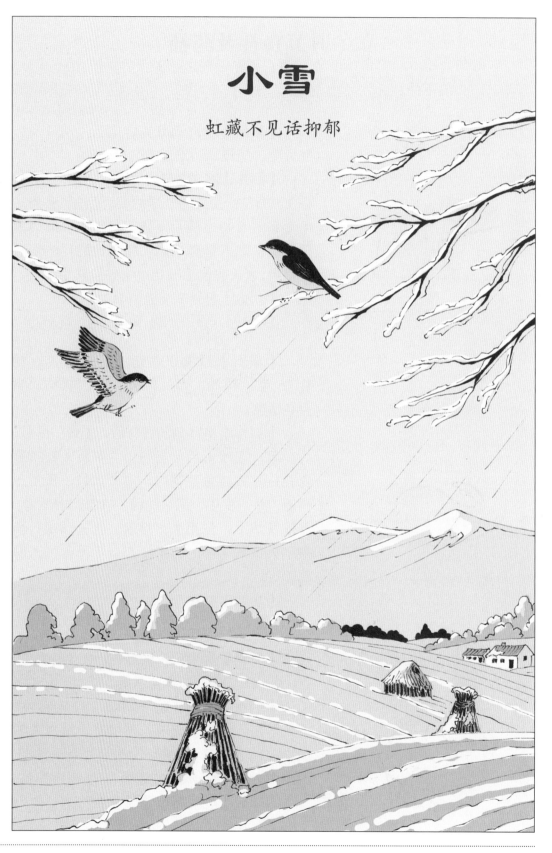

小雪

虹藏不见话抑郁

每年的 11 月 23 日或 24 日，此时太阳到达黄经 240°，即为小雪。小雪时节，基本上都没有具体的事物可着眼，由于天空中的阳气上升，地中的阴气下降，导致天地不通，阴阳不交，所以万物失去生机，天地闭塞而转入严寒的冬天。我们应顺应时节的发展规律，饮食调养以温补为主，同时严防情绪抑郁。

小雪三候

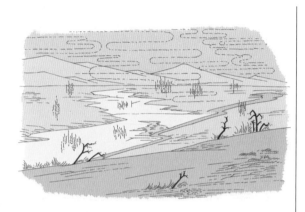

一候虹藏不见

彩虹是雨后空气中含有的水滴经过太阳折射形成的；小雪时已经告别了有雨水的时节，而天空飘下的只有纷纷扬扬的雪花，于是就不会出现彩虹了。

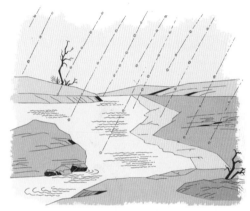

二候天气上升，地气下降

这时节气温降到 0℃以下，土的表层已开始冻结了，随着温的继续下降，冻层会不断加厚。

一候　二候

三候

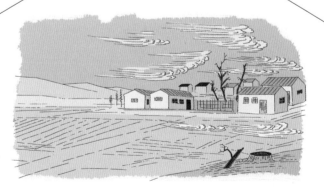

三候闭塞而成冬

三候时天气更加寒冷，家家户户只有闭门躲避寒冷。

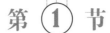

第 **1** 节

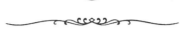

小雪温补肾阳，确保来年阳气足

对于小雪节气，《月令七十二候集解》这样记载："十月中，雨下而为寒气所薄，故凝而为雪。小者未盛之辞。"此时虽然开始下雪，一般雪量较小，并且夜冻昼化。但如果冷空气势力较强，暖湿气流又比较活跃的话，也有可能下大雪。此时我们应做些深冬养生的准备。

加强饮食补养

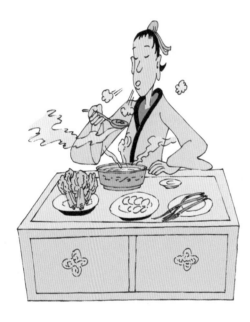

小雪时节后，饮食进补以温热为主，多吃一些具有补阳助火、温肾助阳的食物，如羊肉、虾类、鹿肉等，但同时要防止吃得过于燥热。

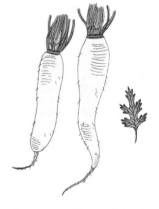

小雪时节还应多食滋补津液、润肠除燥的食物，尤其是萝卜，冬天里的萝卜最清热。冬季，人们往往吃肉较多，吃肉则易生痰，易上火。在吃肉时搭配一点儿萝卜，或者以萝卜为配菜，不但不会上火，还会起到很好的营养滋补作用。

此外，还应多吃些黑色食物，如黑豆、黑芝麻等。中医学认为，黑色食物入肾，不但营养丰富，而且大多性味平和、补而不腻、食而不燥，特别适合肾气渐衰、体弱多病的老年人及生长发育阶段、肾气不足的幼儿经常食用。

小雪时节食补与药补

小米龙眼粥

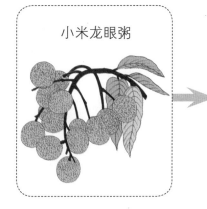

【原料】小米 1000 克，大米 10 克，龙眼肉 15 克。

【制作】将小米和大米分别淘洗干净，一起放入锅内，加入龙眼肉，加适量水，置大火上烧沸，再用小火熬熟，加入白糖搅匀即可。作早餐、晚餐食用。

【功效】补心肾，益腰膝。

胡萝卜炖羊肉

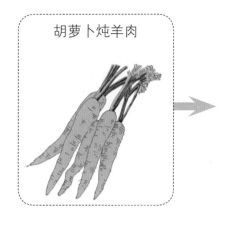

【原料】胡萝卜 300 克，羊肉 180 克，葱、姜、蒜末各适量，料酒 3 小匙，白糖、食盐、植物油各适量，香油半匙。

【制作】将胡萝卜与羊肉洗净沥干，将胡萝卜及羊肉切块备用。将羊肉放入沸水中焯一下，捞起沥干。锅烧热放适量植物油，热后将羊肉放入，大火快炒至色转白。将胡萝卜块、水和适量料酒、葱姜蒜末及白糖、食盐一起放入锅内用大火煮沸。改小火煮约 1 小时，淋入香油即可起锅。

【功效】补虚益气，止咳嗽。

锁阳胡桃粥

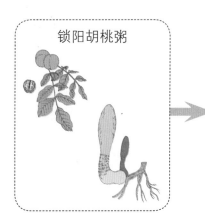

【原料】大米 100 克，锁阳、胡桃仁各 15 克。

【制作】锁阳煎水取汁，核桃仁捣烂，与大米一同煮粥食。

【功效】温补肾阳，润肠通便。

227

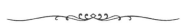

第 ② 节

气血双补，"三红汤"最得当

小雪前后，天气时常是阴冷晦暗的，很多女性会因寒邪侵体、气血亏虚而使面色无华，且还伴有失眠、头晕等症状，这些情况多由气血亏虚所致。

中医解读气血

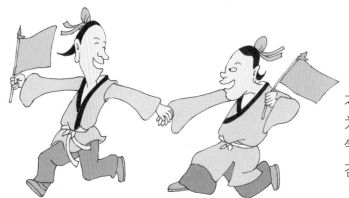

《黄帝内经》记载，"人之所有者，血与气耳""气为血之帅，血为气之母"。气血的盛衰和运行畅通与否，直接影响着人体健康。

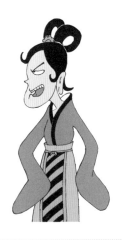

气足则血行顺畅，血足则气行健旺。如果气血不足，则不能滋养头目，上荣于面，会出现头晕眼花、面色苍白、毛发枯黄等症；还会引起皮肤粗糙、手足发麻、月经不调、性欲冷淡、早衰易老等现象。所以，对于女性而言，如果不注意补养气血，很多疾病就会主动找上门来，并且影响你的容颜。

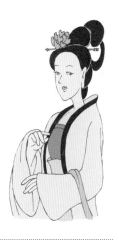

小雪时节，女性宜气血双补

人们常说，女人是气血养的，要有好气色、好身体，就要补足气血，这时候号称"女性圣药"的三红汤就该派上用场了。所谓"三红"就是指大枣、花生和红豆。

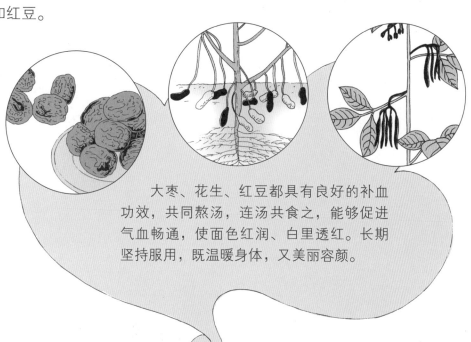

大枣、花生、红豆都具有良好的补血功效，共同熬汤，连汤共食之，能够促进气血畅通，使面色红润、白里透红。长期坚持服用，既温暖身体，又美丽容颜。

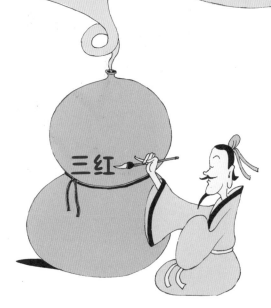

三红汤做法：取大枣 7 枚，红豆 50 克，花生适量。将红豆洗净，泡发 4 个小时以上，与花生同入砂锅，煮大约 2 个小时，然后再放入大枣，煮 30 分钟即熬成补血养颜的三红补血汤。

远离抑郁，别让天气左右心情

小雪时节，天气时常阴冷晦暗，降温也比较的明显。同时，由于夜间时间越来越长，白天时间越来越短，人们对于黑夜的感受也越来越明显，心情也会受其影响，容易激动、脾气暴躁，甚至患上抑郁症。

中医解读抑郁症

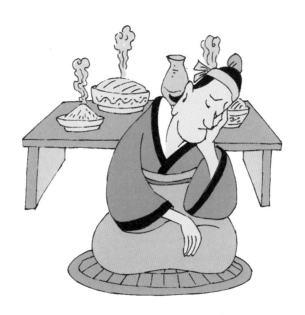

中医学认为，"怒伤肝、喜伤心、思伤脾、忧伤肺、恐伤肾"，在突然、强烈或长期持久的情志刺激下，过激的喜、怒、忧、思、悲、恐、惊会影响到人体的生理状态，使脏腑气血功能紊乱，导致抑郁症的发生。

心病还须心药医

《素问·上古天真论》曰："虚邪贼风，避之有时；恬淡虚无，真气从之，精神内守，病安从来？"《素问·生气通天论》说："清静则肉腠闭拒，虽有大风苛毒，弗之能害。"古人从内外两个方面说明，对于有抑郁症倾向或症状的人，首先要搞清楚其所忧之事，多注意情感上的疏导，使其保持乐观，节喜制怒。

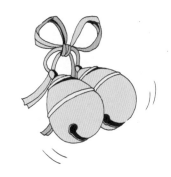

寻找生活中的乐趣

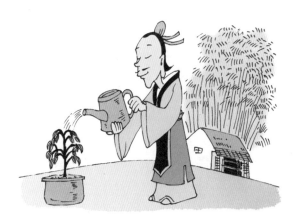

清代医学家吴尚说："七情之病，看花解闷，听曲消愁，有胜于服药者也。"抑郁症患者要尽量放松自己，享受当下的生活，不要过分苛求自己；尽量寻找内心的净土，使心神得养。

吃清淡泻火的食物

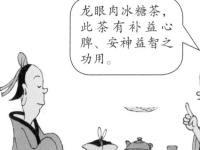

龙眼肉冰糖茶，此茶有补益心脾、安神益智之功用。

龙眼肉冰糖茶：取龙眼肉25克，香蕉100克，冰糖10克，然后把香蕉去皮切碎，龙眼肉洗净，同冰糖放入茶杯中，冲入沸水，加盖闷一下即成。每天1剂，随冲随饮，将龙眼肉一起吃下。

第 ④ 节

温补防内火，多食降气食物

小雪时节天气寒冷，北方室内已供暖，而室外寒冷，很多人都喜欢摄取热量高的食物来提升身体的温度，但大量的高热量食物会增加肠胃的负担，使体内热气散发不出去，就易生"内火"，典型的表现是口腔溃疡、牙龈肿痛、鼻出血、大便秘结等症状。

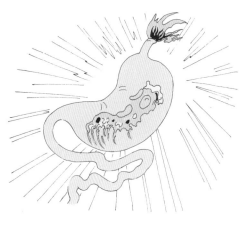

我这是大便秘结！

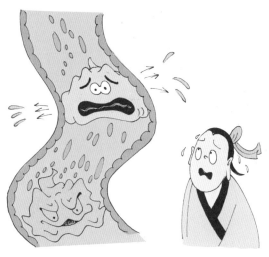

这些高热量食物真是害人不浅啊！

吃点儿苦，泻泻火

针对冬季所生的"内火"，养生调理需要适当的温补，而不是随便吃清热解毒的药，比如连翘、牛黄。更不能饮太多的五花茶，尤其不适合天天泡菊花茶喝。

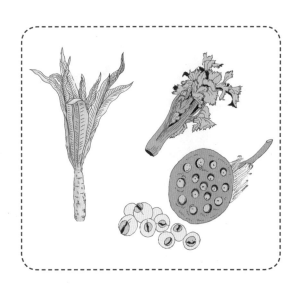

苦味属阴，有疏泄功效，能缓解由肝火过盛引发的烦躁不安，把体内郁积的邪气排出。

在小雪时节，可选择的苦味食物有芹菜、莴笋、生菜、苦菊等，这些食物具有抗菌消炎、提神醒脑、清热润肠等多种医疗和保健功能。此外还有药食兼用的五味子、莲子心等。

穴位按摩
◎ ◎ ◎ ◎

经常按摩神门穴、太冲穴，对降心火有很大的帮助。神门穴又称心胸谋穴，对于心情不好的狂躁、抑郁有一定的疗效。

神门穴位于手腕内侧大动脉处，有3条大横纹，与横纹垂直的中央处约2寸位置。

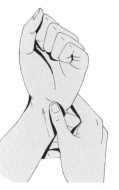

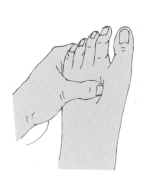

太冲穴位于足蹈趾及食趾中间约1.5寸（两根手指）处。

补充维生素
◎ ◎ ◎ ◎ ◎

人体出现维生素不足，如缺乏维生素C，容易内火丛生。为了避免"上火"症状，在小雪节气，应适当吃些薯类，如甘薯、马铃薯等，它们不仅富含维生素及多种微量元素，更能清火降气、消食。

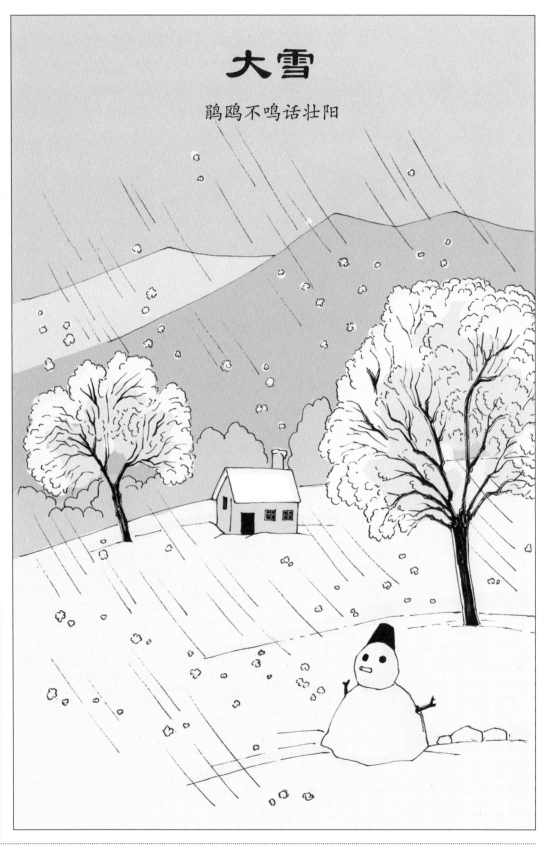

大雪

鹖鸥不鸣话壮阳

每年的 12 月 7 日或 8 日，太阳到达黄经 255° 时，即为大雪。到了大雪这个节气，天气寒冷；阳气已有所萌动，阴气到了盛极而衰的时刻。在大雪到冬至的 15 天内，天地之间的气仍然较虚，所以养生的主题跟小雪节气一样，以温补为主。

大雪三候

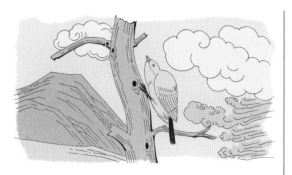

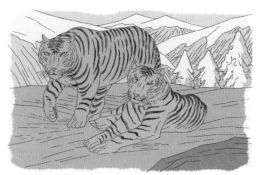

一候鹖鸥不鸣

鹖鸥即寒号鸟，此时因天气寒冷，寒号鸟也不再鸣叫了。

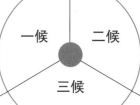

一候　二候　三候

二候虎始交

阳气萌动，阴气由盛转衰，此时，老虎开始求偶。

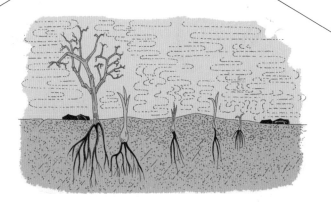

三候荔挺出

"荔挺"为兰草的一种，也可简称为"荔"，也是由于感到阳气的萌动而抽出新芽。

235

第 ① 节

大雪白茫茫，补肾第一桩

　　大雪时节，空气中的寒冷度和湿度都会加大，我国黄河流域一带渐有积雪，北方则呈现万里雪飘的迷人景观。对于到处白茫茫的大雪节气，民间有"雪花好比银钱，雪被子盖麦田"的说法，意思是大雪对于农作物的生长极为有利：第一用作防寒，因为北方的冬麦在深秋播种，长出麦苗后，要靠"雪被子"盖在上面防寒，否则麦苗就会被冻死；第二用作灌溉，入春以后天气转暖，积雪开始慢慢融化，点点滴滴都渗入土地深处，起到滋养农田作物的作用。可见，大雪节气的到来，预示着来年的吉祥。

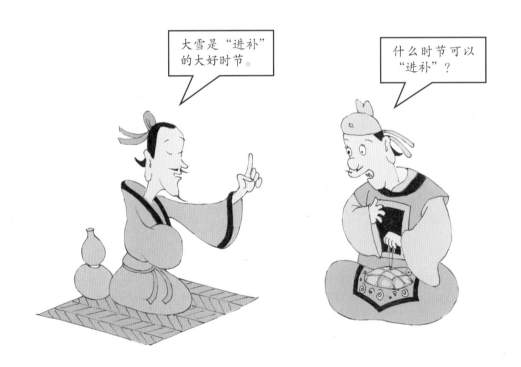

大雪是"进补"的大好时节。

什么时节可以"进补"？

　　从中医养生的角度看，大雪已到了"进补"的大好时节。此时天地之间的气仍然较虚，所以，养生的主题跟小雪节气一样，饮食以温补为主。

饮食清淡为要点

《黄帝内经》中记载"味过于咸，大骨气劳，短肌，心气抑"。吃过多太咸的食物，很容易引起肾气、脾气和心气受伤。因为咸味食物多为寒性食物，最容易损伤阳气，而人体阳气的根本就在于肾，肾阳被伤，那么体内的各个系统自然也就出现问题。因此，应保持常食清淡食物的习惯。

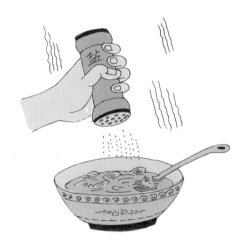

酒为百药之首

晚上适量饮酒可使手指凉、气短者补元气；后背凉者用酒配合可温补肾阳；腹胀而便稀不爽者可健脾；眼干涩者用酒配合则可养肝阴。

红高粱的种子直接受太阳的暴晒，储存了太阳的能量，所以酿制成酒就好比把这种阳气的能量储存在液体状态。

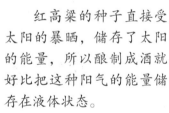

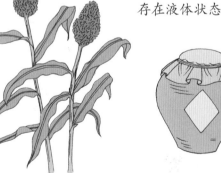

除食补以外，还可以适当进行酒补，尤其是饮用红高粱酿制的酒。酒对应八卦中的坎卦，坎应肾，晚上酉时是肾经最旺的时间，最适合肝气不足者饮酒。

严防风寒别松懈，帽子围巾别离身

中医有"阳虚生外寒"之说，"寒"邪是一种阴邪，最易伤人阳气，一旦阳气受损，会出现身体温度降低、手足发凉，甚至出现冻疮等明显的寒象。金代名医张子和认为："先论攻邪，邪去而元气自复也。"假如病邪侵入人体，如果先行补虚而忽视祛邪，等于关了门，将病邪留于体内，那个时候就很难驱除，往往会造成病证迁延不愈。所以在寒风肆虐的冬季，应将保暖工作放在第一位。

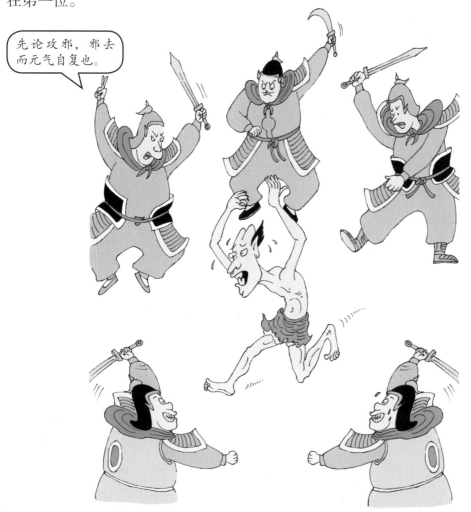

先论攻邪，邪去而元气自复也。

防寒措施做到位

中医学认为，"正气存内，邪不可干"，这与现代医学中的提高免疫力有很大相似之处。对于重点保护人群——老年人和小孩，大雪时节要积极采取防寒措施，做好头、颈、胸和足部的保暖工作，还要通过健康饮食培补正气，正气足了，邪气自然不易侵入人体。

前胸后背。这是肺所在的地方，"肺为娇脏"，受寒易引起咳嗽喘，建议大家出门要用长围巾系在胸口护胸，以减少寒冷对身体的刺激。

头部。人体手、足的阳经都在头部会聚，如果头部受冻，体内阳气便容易走散。

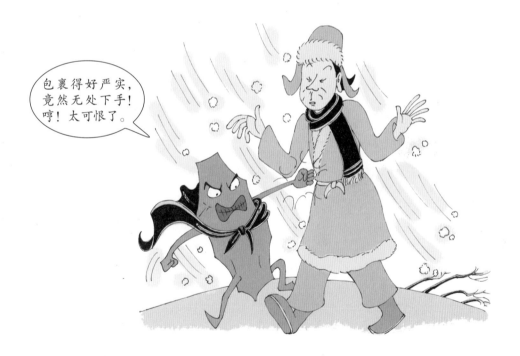

足部。离心脏最远，血液供应慢且少，保暖措施更要做到位。最好穿上长袜、厚靴，睡前热水洗足，以促进人体内部的气血流动。

颈部。是气管所在的部位，一旦颈部受到冷风袭击，就会引起咽部发痒、咽喉肿痛、咳嗽有痰等症状。

元气不足身体虚，羊肉韭菜如神医

阳痿不仅严重威胁男性的身心健康，还直接对婚姻和家庭幸福产生巨大的破坏作用。很多人对治疗阳痿的观念停留在用壮阳药的范畴上，其实，这种做法会对身体产生基础性的伤害。如果药补不对症或太过，就会发生阴阳的偏盛或偏衰，使机体新陈代谢产生失调而事与愿违。

中医解读阳痿

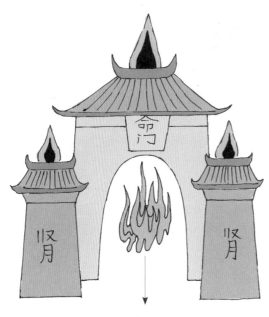

肾阳虚衰，则温煦
失职、气化无权。

根据中医的观点，阳痿多由房室劳损、肝肾不足、命门火衰引起。只要在激发补肾壮阳功能的基础上，采用疏肝理气、活血化瘀、培养元气之法，就能促进肾上腺的激素分泌，增强性功能。

饮食壮阳，羊肉、韭菜不可少

羊肉：羊肉是冬季的进补佳品。《本草从新》中说，羊肉能"补虚劳，益气力，壮阳道，开胃健力"。用羊肉煮粥或汤，可治男子五劳七伤及胃虚阳痿等，并有温中祛寒、温补气血、通乳治带等功效。

羊肉炖萝卜。取白萝卜500克，羊肉250克，姜、料酒、食盐各适量。将白萝卜、羊肉洗净切块备用，锅内放入适量清水将羊肉入锅，开锅后五六分钟捞出羊肉，水倒掉，重新换水烧开后放入羊肉、姜、料酒、食盐，炖至六成熟，将白萝卜入锅至熟。此品有益气补虚，温中暖下的作用，对腰膝酸软、困倦乏力、肾虚阳痿、脾胃虚寒者更为适宜。

韭菜：韭菜因温补肝肾、助阳固精的作用突出，故有"起阳草"之称。《本草纲目》中记载："韭菜补肝及命门，治小便频数、阳痿、遗尿等。"而韭菜籽为激性剂，有固精、助阳、补肾、治带、暖腰膝等作用，适用于阳痿、遗精、多尿等疾病。用韭菜籽研粉，每天早、晚各服15克，开水送服，对治疗阳痿有效。

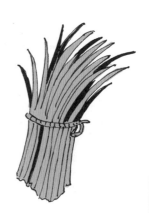

综合进补不松懈

科学全面的进补指通过养精神、调饮食、练形体、慎房事、适温寒等综合调养达到强身益寿的目的。举例来说，冬季阳气内藏，适量的舒缓运动，可以振奋阳气，但切勿过度运动、出汗以免耗阳。还应做好运动后的保暖措施。同时，大雪时节阳气肃杀，夜间尤甚，作息宜"早卧迟起"。早睡养阳，迟起固阴。

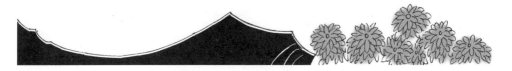

冬至

阳气回升话素养

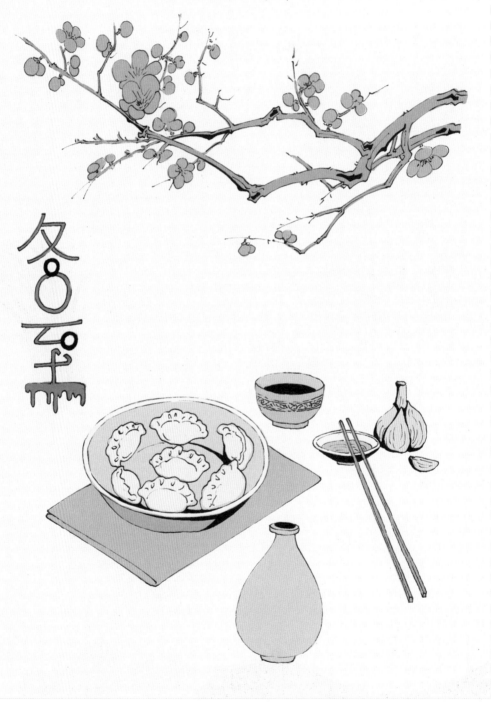

每年的 12 月 21 日或 22 日，太阳到达黄经 270° 时，即为冬至。冬至日太阳直射南回归线，阳光对北半球最倾斜，北半球白天最短，黑夜最长，这天之后，太阳又逐渐北移。对于冬至时节的进补，最重要的就是要力求能真正实现天人相应、食药一体的营养观。

冬至三候

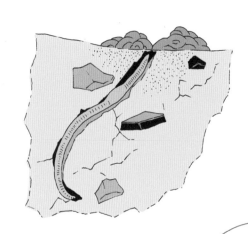

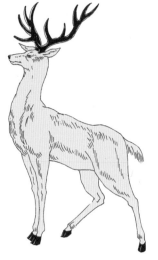

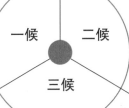

一候　二候

三候

一候蚯蚓结

传说蚯蚓是阴曲阳伸的生物，此时阳气虽已生长，但阴气仍然十分强盛，土中的蚯蚓仍然蜷缩着身体。

二候麋角解

古人认为麋的角朝后生，所以为阴，而冬至阳气初生，麋感阴气渐退而解角。

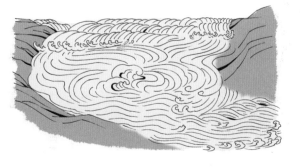

三候水泉动

由于阳气初生，所以此时山中的泉水可以流动并且温热。

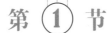

第 ① 节

保暖做到位，摆脱慢性支气管炎

《月令七十二候集解》载："十一月（农历）中，终藏之气，至此而极也。"从常识我们都知道，任何事情只要到了极的地步，那么，就要开始向相反的方向转了。冬至也是如此。古人认为，过了冬至，白昼一天比一天长，阳气回升，但冷与萧条仍是主要特点。唐代孟郊曾写诗道："天寒色青苍，北风叫枯桑。厚冰无裂纹，短日有冷光。敲石不得火，壮阴正夺阳。调苦竟何言，冻吟成此章。"在这样天寒地冻的天气中，如果不注意保暖御寒，老年慢性支气管炎很容易复发。

中医解读老年慢性支气管炎

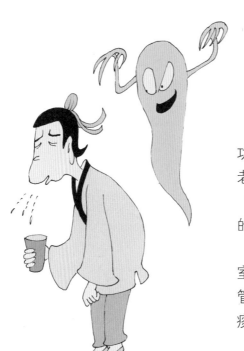

老年人阳气不足，肺、脾、肾功能减退，卫外功能差，故易发生老年慢性支气管炎。此病属于中医"痰饮""哮喘"范畴，痰为发病的主要环节。

冬至时节，寒温变化多，昼夜、室内外温差变化大，老年慢性支气管炎者对其特别敏感，稍受风寒，痰就会增多，可导致急性发病。

痰湿的病因病机

中医学认为，痰的产生主要与肺、脾、肾有关。这三个脏器任何一脏出现障碍，都会影响津液的通畅运行，导致发生痰湿。

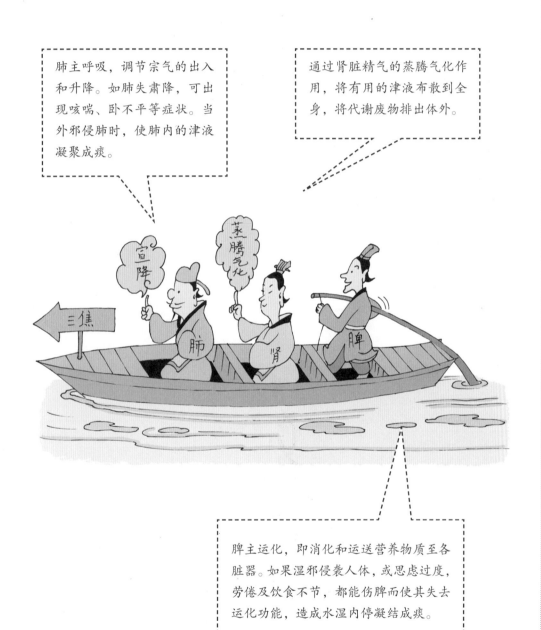

肺主呼吸，调节宗气的出入和升降。如肺失肃降，可出现咳喘、卧不平等症状。当外邪侵肺时，使肺内的津液凝聚成痰。

通过肾脏精气的蒸腾气化作用，将有用的津液布散到全身，将代谢废物排出体外。

脾主运化，即消化和运送营养物质至各脏器。如果湿邪侵袭人体，或思虑过度，劳倦及饮食不节，都能伤脾而使其失去运化功能，造成水湿内停凝结成痰。

治疗方案：内服加外敷

针对老年慢性支气管炎阴阳失调、本虚标实的病机，施以调和阴阳、扶助正气之法，能有效缓解病情发展。

> 内服温肾壮阳的金匮肾气丸、左归丸等，每日2次，每次1丸。

> 同时取白芥子20克，延胡索15克，细辛12克，甘遂10克，同研细末，用姜汁调糊，均分六份，摊在5厘米见方的油纸或塑料薄膜上，贴在后背的肺俞、心俞、膈俞穴上，用胶布固定，几日后拆除。

建议患者防治方案：多管齐下防病邪

冬保三暖：保暖是慢性气管炎患者温肾阳的重要一步。

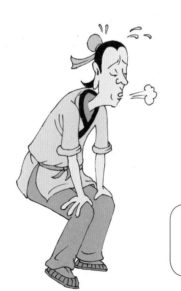

> 建议老年慢性支气管炎患者平时多加衣服，戴上帽子、围巾和手套。

> 晚上睡觉要盖暖和的被子，防止腹部受凉。

> 睡前用温水泡足，能消除疲劳，御寒防冻，促进睡眠。

调整饮食：饮食调养应采用"制源畅流"的方法，"制源"就是减少痰涎的来源，"畅流"就是因势利导，加强祛痰功效。

不同痰证的治疗方法

"痰"的治疗难度较大。有人曾这样形容它："痰核"好比油漆，黏在那里，需要反复地"磨""抠"，一点儿一点儿地将它减掉。中医将治"痰"的方法叫作化痰、涤痰、消痰。下面着重介绍一下不同痰证的治疗方法。

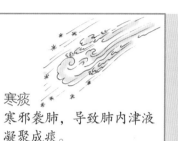

寒痰
寒邪袭肺，导致肺内津液凝聚成痰。

痰呈白色，患者怕冷，喜热饮，舌苔薄白或腻。

小青龙汤加减
桂枝 6 克，制半夏 10 克，干姜 6 克，细辛 3 克，杏仁 10 克，白芥子 6 克。气喘者可加炙麻黄 6-9 克。

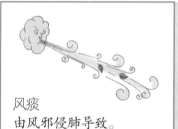

风痰
由风邪侵肺导致。

起初痰白稀，后转黄黏痰，患者怕风，舌苔初起白，后转薄黄。

杏苏饮加减
杏仁 10 克，苏叶 6 克，荆芥 6 克，前胡 10 克，桔梗 10 克，白前 10 克。痰色转黄，加胆星 6 克，连翘 10 克，金银花 12 克。

湿痰
由湿邪入侵，使肺、脾功能失调或饮食不节而运化失调引起。

痰为白色稀水样，患者出现身重、倦乏或便溏等症，舌苔薄白或白腻。

二陈汤加味
制半夏 10 克，橘红 10 克，茯苓 10 克，炙甘草 5 克，杏仁 10 克，薏苡仁 15 克，苍白术各 10 克。

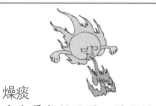

燥痰
由久旱气候干燥、燥邪侵肺所致。

痰黏稠不易咳出或有咯血，患者感觉口鼻咽燥等症，舌苔薄黄。

清燥救肺汤
北沙参 15 克，天冬、麦冬各 10 克，生石膏 30 克，炙枇杷叶 10 克，杏仁 10 克，生地 15 克，浙贝母 10 克，玉竹 15 克。

手足发冷不用愁，偏寒体质宜温补

每到冬至时节，有些人就会嘴唇乌紫，脸色发青，容颜憔悴，看上去气色十分差。尤其是一有点儿凉风袭过，身体就会出现畏寒怕冷的现象，走路也耸肩驼背，很不雅观。这类人平时不喜欢接触凉的东西，一旦受凉就拉肚子，还会觉得手足冰凉。在中医看来，这类人群大都属于偏寒体质。

中医解读偏寒体质

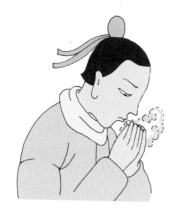

偏寒是一种"闭症"，所谓"闭"，即是不通。遇到小风吹过，身体只好把体内的阳气大军"调"出来抵御风寒，在体内火力不够的情况下，就会出现手足冰凉、关节疼痛、容颜憔悴等症状。从中医养生的角度看，偏寒体质的女性应该温补。

温补食物显神灵

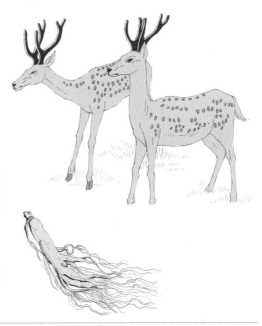

老年人和身体虚弱、易发冷的人，可多食芡实炖牛肉，或芡实、大枣、花生仁加红糖炖服，以调整脾胃功能。还可在医师的指导下服用一些有补益作用的中药或中成药，比如人参、鹿茸等，或者适当喝一点儿白酒、黄酒，以促进体内血液循环。

经常晒太阳

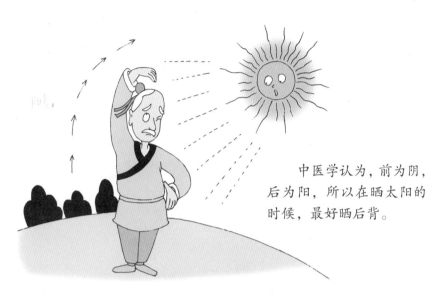

中医学认为，前为阴，后为阳，所以在晒太阳的时候，最好晒后背。

冬季大自然处于"阴盛阳衰"状态，而人应乎自然也不例外，常晒太阳能助发人体的阳气，起到温通经脉、补足气血的作用。

足踏鹅卵石

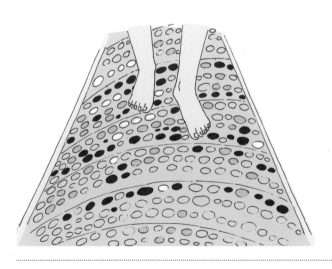

在气候怡人、阳光充足的日子，在铺有鹅卵石的路面上多走走，可以有效刺激足底的经络和穴位，能起到疏通经脉、祛除寒气的作用。这样可以适当地接受阳光照射，以生发体内之阳气，以利于气血的运行。

鼻腔干燥暖气病，温补肾阳有妙招

在寒冷的冬季，很多人喜欢在有暖气的屋子里待着。如果屋子过于暖和，如同人为地把冬天的环境变成了秋天的环境，会提升体内的燥气，出现鼻腔干燥、皮肤发紧、头晕眼花、四肢无力、焦躁不安等症状，这些都是让暖气给热出来的"暖气病"。

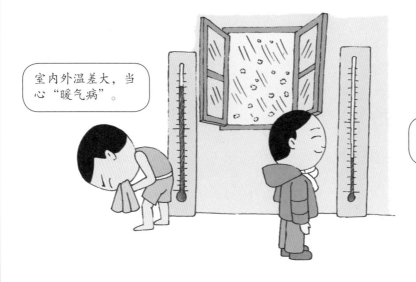

室内外温差大，当心"暖气病"。

这室内外温差简直是冰火两重天喽！

中医解读"暖气病"

《黄帝内经》中说"虚邪贼风，避之有时"。冬季人的阳气是闭藏的，在过于暖和的屋子待的时间过长，那么本来是内藏的阳气就会向外耗散，阳气受损了，就会出现各种"暖气病"。

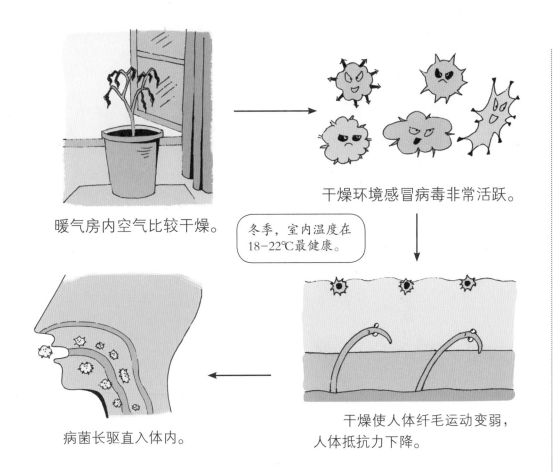

暖气房内空气比较干燥。

干燥环境感冒病毒非常活跃。

冬季，室内温度在
18-22℃最健康。

病菌长驱直入体内。

干燥使人体纤毛运动变弱，
人体抵抗力下降。

　　暖气房内空气比较干燥，当空气湿度低于 40% 时，感冒病毒和其他细菌繁殖速度加快，容易引发上呼吸道感染，发生支气管炎、支气管哮喘等疾病。

多食温润食物

　　预防"暖气病"，要多喝水。根据一些研究表明，体内缺失水分，新陈代谢受阻，会加速阳气损耗。老年人因排尿次数多，更需要饮水，每天需饮 2000 毫升的水。饮食方面，要多吃一些湿润并具有温热性质的食物，如芝麻、萝卜、番茄、豆腐、银耳等，不吃或少吃辛辣食物，不饮或少饮酒。

注意室内温度和湿度

　　总处于温度高的环境中，人的毛孔是开着的，一旦走到比较冷的外面就容易着凉而患感冒。所以，冬季室内的温度宜保持在 20℃左右即可。此外，每天早晚要开窗通通风，让身体与自然保持相同节奏，这样可以在维持屋子暖和的情况下最大限度地接近天人合一，让身体的阳气趋于闭藏状态。

小寒

阴极养生酷小寒

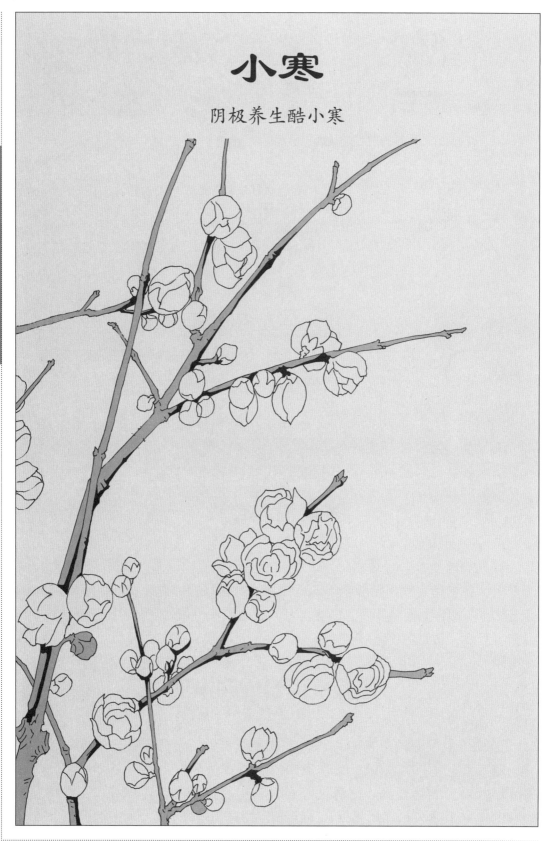

每年的1月5日或6日，太阳到达黄经285°时，即为小寒。由于小寒正处于三九隆冬时期，冰天雪地，寒风刺骨，要防御风寒邪气侵袭人体。

小寒三候

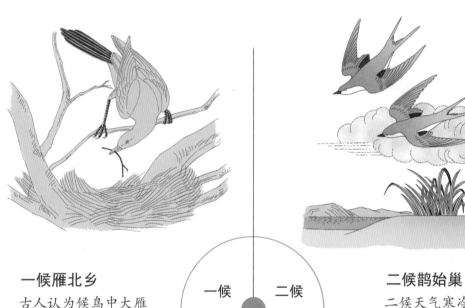

一候雁北乡

古人认为候鸟中大雁是顺阴阳而迁移，此时阳气已动，所以大雁开始向北迁移。

二候鹊始巢

二候天气寒冷，喜鹊也耐不住寒冷，不得不筑巢度过一个温暖的冬天。

一候　二候

三候

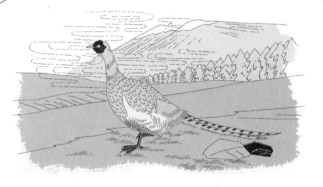

三候雉始鸲

到了三候，野鸡接近四九时会感阳气的生长穿行于落叶枯枝中，在冰天雪地中寻找食物，不时地鸣叫，寻觅着自己的伙伴。

视频讲透黄帝内经·二十四节气

第 **①** 节

小寒冰冻天，打响"保胃"攻坚战

民间有句谚语叫作"小寒大寒，冷成冰团"，这里的意思是说大寒和小寒都很冷。有气象的档案作证，小寒却比大寒冷。这时候人体的阳气是内敛的，胃的阳气自然也属于内敛状态，我们应提前采取措施，以防御风寒邪气损伤脾胃健康。

按摩中脘穴

中脘穴是治疗胃肠疾病的穴位中十分重要的一个，有健脾和胃、扶正培元、祛病延年之功效。它位于胸骨下端和肚脐连线的中央，大约在肚脐往上一掌处。指压时仰卧，放松肌肉，一边缓缓吐气一边用指头用力下压，6秒钟后将手离开，重复 10 次，就能使胃感到舒适。在胃痛时采用中脘指压法可有效缓解疼痛。

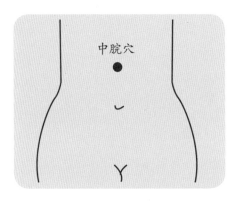

中脘穴

特别提醒：小寒节气人们要大补特补无可非议，但对于胃及十二指肠溃疡患者，应避免摄取含肌酸、嘌呤碱等物质丰富的猪肉汤、鸡汤、牛肉汤及菠菜等。建议采用蜂蜜疗法，将蜂蜜隔水蒸熟后，每日饭前服用 100 毫升（注意空腹）。

小寒吃粥最养胃

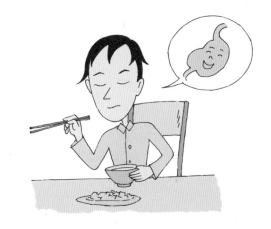

现代人饮食结构发生了变化，常食辛辣刺激之物，或酒肉不离席，会使脾胃的负担加重，对于大鱼大肉的消化不是很好。此时最明智的选择是吃顿粥品，养养自己的脾胃。

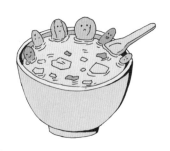

小寒时节，做腊八粥是最有讲究的习俗。《燕京岁时记》中记载："腊八粥者，用黄米、白米、江米、小米、菱角、栗子、红豇豆、去皮枣泥等，合水煮熟，外用染红桃仁、杏仁、瓜子、花生、榛穰、松子及白糖、红糖、琐琐葡萄，以作点染。"

常食此粥，有补中益气、补气养血、驱寒强身、生津止渴的功效。不过，因为糯米本身黏滞，不易消化，脾胃虚弱者要少食。

大枣桂花糯米饭。做法很简单，取大枣适量，去核煮熟，糯米洗净后先浸泡30分钟，然后把糯米连同桂花糖搅拌均匀煮成米饭，在八成熟的时候加入大枣。当然，也可以加入有补血功效的葡萄干或者有温肾壮阳效果的核桃仁。

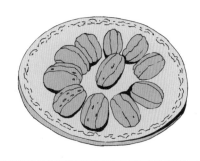

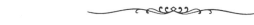

第 ② 节

三九病患多，须"三藏三补"

　　三九天是一年中最寒冷的时段，此时万物敛藏，人体阳气也十分虚弱，所以补养阳气是至关重要的。专业中医师指出，三九天养生的一大诀窍就是"三藏三补"。

视频讲透黄帝内经·二十四节气

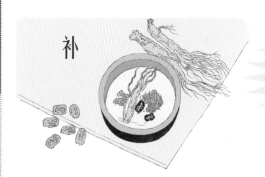

补

　　三补者，就是补气虚、补血虚、补阳虚也。通过对气、血、阳的补充，达到未病先防的效果。同时，三补还有强身健体、养生之效。

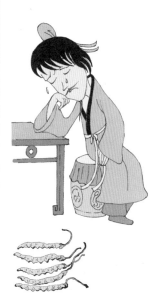

　　一补气虚：冬虫夏草5条，人参3~5克炖鸡。

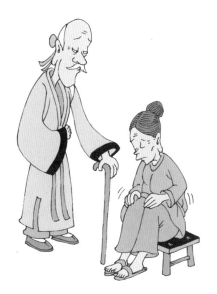

　　三补阳虚：多吃羊肉。阳虚重者用制附片10克，羊肉，制附片先煮2小时，放入羊肉再煮1小时，喝汤吃肉。

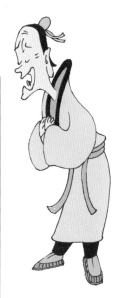

　　二补血虚：当归10克，炖生姜羊肉汤。

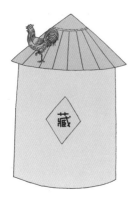

三藏者，藏精、藏神、藏气也。

藏气，勿妄泄气。情绪节制，不要过分喜怒哀伤，包括不要过分体劳，如激烈运动、过分出汗等。

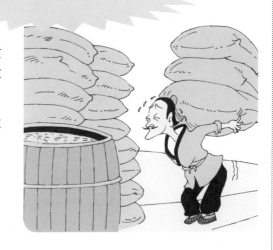

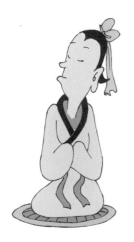

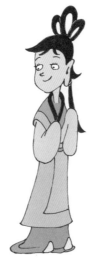

藏精，勿妄泄精。节欲保精，忌过分疲劳。

慢节奏生活，控制情绪，凝气神。

藏神，勿妄耗神。心神调和，不要过分劳心，晚上少熬夜。

三九寒天补阳法门

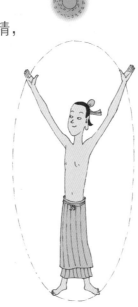

清晨，面向东方做深呼吸，让阳气从劳宫穴进入人体，直接生养我们的心肺；傍晚，背对夕阳，阳气从脑户穴进入人体，直接生养我们的肾脏。

第 3 节

关节疼痛最难熬，调肾构筑防寒墙

俗话说"三九补一冬，来年无病痛"。"三九天"正是在小寒的节气内，此时天寒地冻，稍不注意保暖，就会使关节炎、腰肌劳损、韧带损伤等骨科疾病的症状加重，有些关节炎重症患者甚至会因疼痛难忍行动困难。

中医解读关节疼痛

中医学认为，"寒性收引"，收引，即收缩牵引之意。"寒则气收"，寒邪侵袭人体，可使气机收敛，腠理闭塞，经络筋脉收缩而挛急；如寒袭经络关节，会致拘挛作痛、屈伸不利或冷厥不仁。

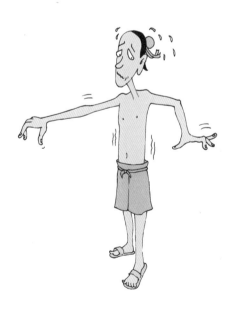

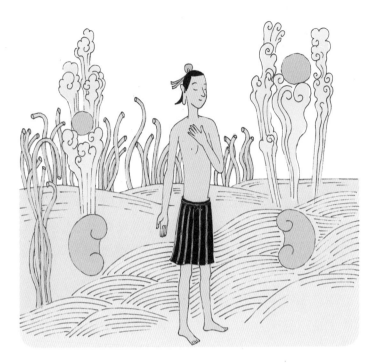

而"肾主骨""肾生骨髓"，髓藏在骨腔中以营养骨骼，骨骼得到充分滋养，则坚固有力。所以缓解关节疼痛要从保养肾入手。

茶饮调治

取防风、白芍各3克，菊花3-5朵，冰糖2块，泡茶饮用，不拘次数，能有效防治关节疼痛。注：口干、口苦、舌黄者，加麦冬5克，黄芩3克，代茶饮，治疗效果颇佳。

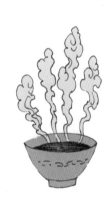

熏洗热敷疗治

取补骨脂、透骨草各30克，红花20克，艾叶15克，煎汁熏洗患病部位，能起到舒筋活血的作用。除以上方法外，关节炎患者还可以尝试炒盐热敷、用热水泡足等方法，或者学着自己给腿做按摩，用手指在膝盖下方的凹陷处，每天坚持按摩，时间长了也可起到治疗效果。

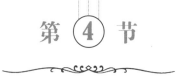

第 ④ 节

痔疾复发苦难言，巧用偏方笑欢颜

我们常说"冷在三九"，而"三九天"正是在小寒的节气内，所以小寒应该是一年中最冷的日子。为了抵御严寒，除穿上厚厚的棉衣以外，许多人习惯吃火锅暖身。但这些辛辣刺激的食物，会引起内脏及肛周血管扩张，引发痔等肛肠疾病。

另外，多食生冷寒凉，可损伤脾胃阳气，因寒湿发生腹痛泄泻，偏食辛温燥热，可使胃肠积热，出现口渴、腹满胀痛、便秘，最终酿为痔。

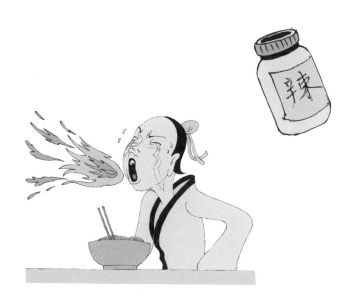

中医学认为，痔的发病不单纯是局部因素，更主要的是由于人体阴阳失调，加之外感、内伤、六淫、七情等因素所致。《金匮要略》记载："小肠有寒者，其人下重便血，有热者，必痔。"可见感受寒邪、热邪均可发生痔疾。古人又指出，痔因"皆是湿热风燥四气所伤，而热为最多也"。

中医解读痔

中医学认为，肛门周围有物突出，肛周疼痛，甚至便时出血者，是为痔，其生于肛门之外者，称外痔；生于肛门之内者，称内痔；内外皆有，称混合痔。若痔溃烂，日久不愈，在肛周发生瘘管，管道或长或短，或有分支或通入直肠，称肛瘘。肛门有裂口，疼痛，便时流血，称肛裂。热邪聚肛门，气血壅滞，则酿生痔。

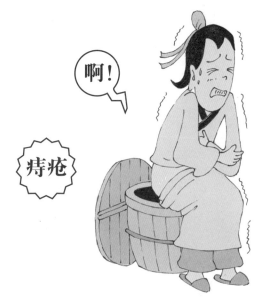

按摩治疗痔

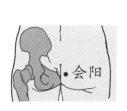

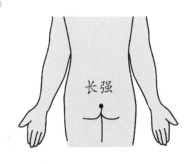

背部的会阳、长强二穴是治疗痔的特效穴。痔是肛门周围的静脉丛瘀血所引起，而按摩会阳和长强穴可促进肛门周围的血液循环并排出瘀血，因此，此二穴一定要重点按压，反复刺激。此外，三焦俞是控制血液循环的三焦之腑，刺激此穴，对痔也有明显的疗效。

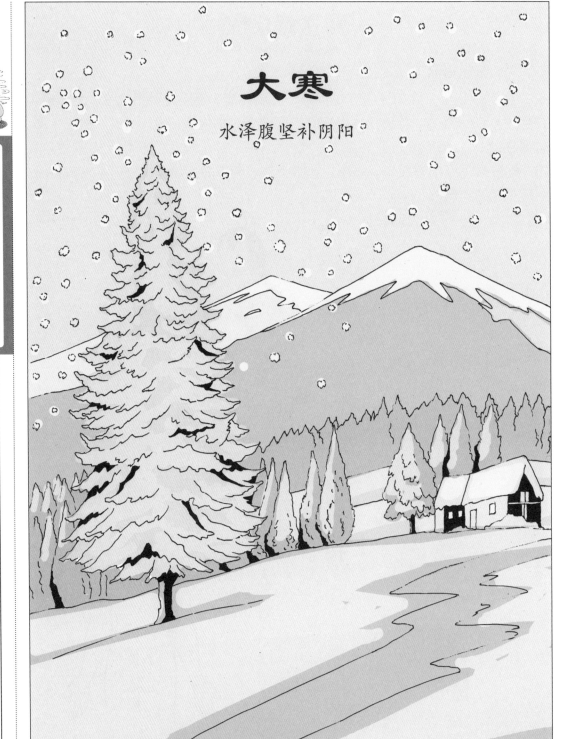

大寒

水泽腹坚补阴阳

每年的 1 月 20 日或 21 日，太阳到达黄经 300° 时，即为大寒。大寒时节为中国大部分地区一年当中最寒冷的时期，风大，低温，地面积雪不化，呈现出冰天雪地、天寒地冻的严寒景象。

大寒三候

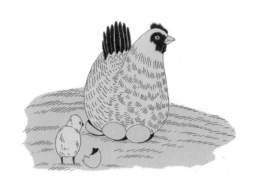

一候鸡始乳

指动物的出生，母鸡开始孵化小鸡。

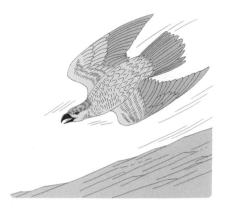

二候征鸟厉疾

征鸟是指凶猛的飞禽，这时天空中时有振翅高飞的鹰鸟，像箭一般从高空扑向地面的猎物。

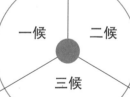

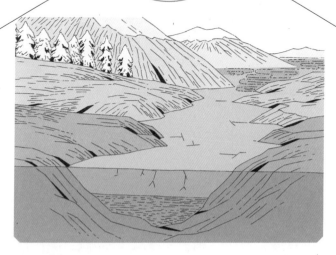

三候水泽腹坚

天气格外寒冷，河湖上的冰冻层已冻到了很深的水的"腹部"。

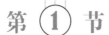

第 ① 节

大寒进补有要领，阴阳并补在其中

到了大寒，新年也就快到了，人们开始忙着除旧布新，腌制年肴，准备年货，所以民间有"大寒凛凛在年关"之说。对于大寒时节的进补，古人有"大寒大寒，防风御寒，早喝人参、黄芪酒，晚服杞菊地黄丸"的论述，意思是大寒要防风御寒、阴阳并补，早上借助自然界生发的阳气来补气温阳、晚上享用具有升散性质的药物，为适应春天的升发特性做准备。

大寒注重阴阳并补

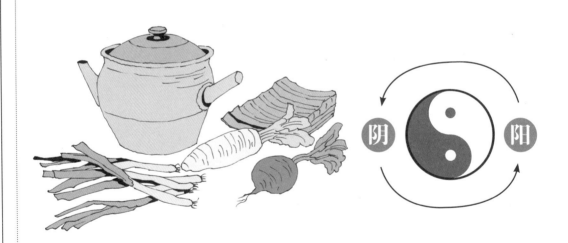

冬天，人们已经习惯吃大鱼大肉，给脾胃塞进了太多视觉上看着不错的食物，血脂、血糖、胆固醇指标节节攀高。如果等到春天时再吃清淡的食物，身体已不堪重负。所以大寒讲究"阴阳并补"，除吃高蛋白食物（如羊肉、牛肉等）以外，还要摄入萝卜、白菜等清淡的食物，这在很大程度上是回归了身体的本源性需要，不仅可以为春天的清淡饮食打好基础，又为冬天的养生做好扫尾工作。

大寒小寒，吃饺子过年

饺子：俗话说"大寒小寒，吃饺子过年"。饺子馅的品种很多，是荤素搭配、滋补阴阳的好食材。不过要论哪种馅料最适合冬季进补，羊肉大葱馅无疑是上上之选。这是因为羊肉性温而不燥，具有补肾壮阳、暖中祛寒、温补气血的功效，冬天吃羊肉馅饺子，既能抵御风寒，又可滋补身体，可谓一举两得。

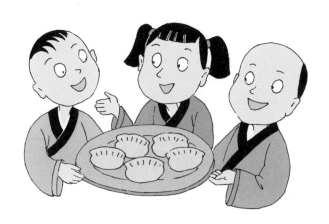

鱼生火，肉生痰，白菜豆腐保平安

白菜、萝卜：俗话说"鱼生火，肉生痰，白菜豆腐保平安"。在寒冷的冬天，白菜、萝卜都是当季食物，适当摄取这两类食物，不仅有清火降气、消食的功效，还能颐养正气，提高免疫力，把体内过多的油脂洗下去。

白菜萝卜豆腐汤：将大白菜、白萝卜与豆腐洗净，切成大小相似的长条，在沸水中焯一下捞出待用。锅置火上，放入适量油烧至五成热，炒香辣椒酱后倒入清汤，把白萝卜、豆腐一起放入锅中，大火煮开后加入大白菜，再次煮开，用食盐、味精调味，最后撒上香菜末就可以了。常食此汤，能使脾胃慢慢适应由高蛋白食物向高纤维食物的过渡。

滋阴润肺除恶燥，莫让鼻血哗哗流

大寒与立春相交接，是积蓄力量以待"萌发"的季节，阳气慢慢生发，室外多风且空气干燥，人们甚至能隐隐感觉到大地回春的脚步。但季节转换时节，鼻黏膜因为异常干燥会变得特别脆弱，如果血管受到强烈震动，或者是受到碰、撞、跌、打，很容易破裂出血。

流鼻血的应急处理

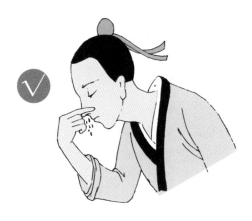

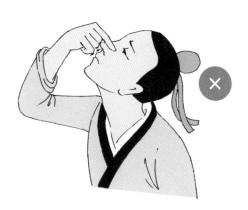

流鼻血时，切勿慌乱，可用手捏住鼻翼，一般能很快止住血。如果难以止住，可在鼻孔中塞一小团清洁棉球，紧压5—10分钟，并捂住鼻柱；或者用白醋将棉球蘸湿捂住鼻孔。醋里的醋酸会使鼻腔有轻微的灼烧感，这是止血作用的感觉。此外，敷相应足的涌泉穴，也有立即止血之功效。左侧流血敷左足心，右侧流血敷右足心。如果两个鼻孔都出血，就两只足的足心都敷。

饮食防治流鼻血

为了巩固血管壁，增强血管的弹性，应多吃含有维生素 C 和维生素 E 的食品，比如绿色蔬菜、西红柿、苹果等。此外，经常熬点儿梨粥，防治效果很不错。

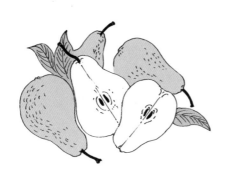

梨 2 个，洗干净后连皮切碎，再与粳米 100 克一起放入锅中，加适量的水用小火熬成粥，当粥浓稠时，放入适量冰糖即可食用。由于梨具有良好的润燥作用，所以此粥具有生津润燥、清热化痰之功效，非常适用口鼻干燥的人。

按摩迎香穴

迎香穴是大肠经上的穴位。在中医看来，肺与大肠相表里，按摩大肠经，自然也就会通肺。迎香穴不仅能治疗各种鼻炎、鼻塞，它还有一个很重要的功能——湿润鼻腔，两鼻腔湿润了，就可以加大阻止病邪的力量，起到快速止血的效果。

方法如下：先将两手搓热，然后用掌心贴脸颊，自上而下又自下而上地搓面 50 次左右，直至面部有火热感，然后再把两食指指尖按住鼻子两侧的迎香穴位置，按揉 64 次。您可不要小看了这个小小的动作，它不仅可以改善局部血液循环，防治鼻病，还能防治面神经麻痹症。

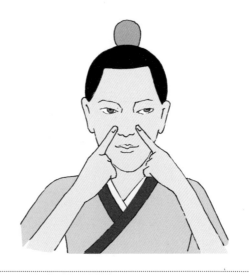

冬季腰痛突加剧，抖肾就能保健康

冬季腰痛是一种常见的病证。此病开始表现为间歇性疼痛，逐渐变为持续性疼痛，并逐渐加剧。按摩之后疼痛可减轻，用手捶腰可减轻疼痛。适当活动能减轻，活动过度又加重，且反复发作。男女均有发生，但女性居多，这与月经期、怀孕期、分娩期、哺乳期等女性生理特点有关，亦与"女为阴体，易受寒湿"的体格特征有关。所以，冬天里，女人腰是保暖重点。

中医解读腰痛

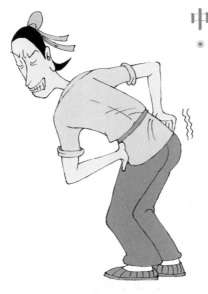

中医学认为，肾乃先天之本，生命之源头，其功能在于藏精、主水、主纳气、生髓主骨，经常发生腰痛，表明肾精出了问题，那就需要从肾上着手治疗。

常"抖肾"，壮肾气

所谓抖肾，就是用抖动的方式来刺激肾俞穴。具体做法是：双手握拳，拳心虚空，贴在肾俞位置（即平时大家说的后腰处腰眼部位）后，轻轻跳动，足尖不离地，就是双足轻微踮起的感觉。这时双拳不动，全身随着抖动，感觉到腰部轻微发热为止。

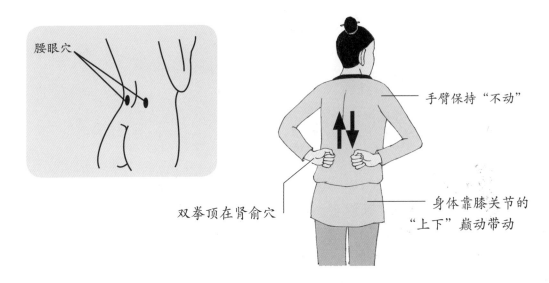

腰眼穴

手臂保持"不动"

双拳顶在肾俞穴

身体靠膝关节的
"上下"巅动带动

这个方法最大的功效是鼓动肾气，短时间内使人体阳气生发起来。尤其需要强调的是，"抖肾"法对伏案工作的人放松脊椎、养护腰椎很有好处。因为膝关节在抖动时带动了全身的抖动，使得全身的关节都得到了活动，特别是脊椎部位。

"闪腰"时可按摩"腰痛点"

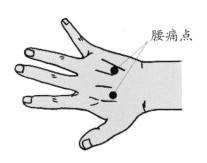

腰痛点

"闪腰"在医学上称为急性腰扭伤，多由用力过猛、超限活动及外力碰撞等造成软组织受损所致。"闪腰"时可按摩"腰痛点"，非常显效。"腰痛点"位于手背食指与中指之间及环指与小指之间，手腕横纹与掌指关节的中点，一侧两穴，左右共四穴。腰扭伤后可交替按压这四个穴位。

"闪腰"理疗法

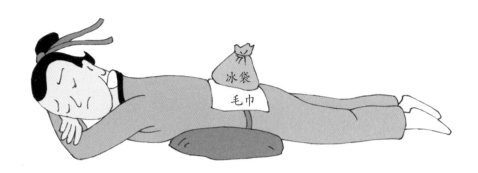

冷敷

受伤 72 小时之内，可用毛巾浸凉水，也可用塑料袋包冰块，敷在疼痛部位，可以直接减轻疼痛，更重要的是这样可以使毛细血管收缩，减少肌肉筋膜组织出血。

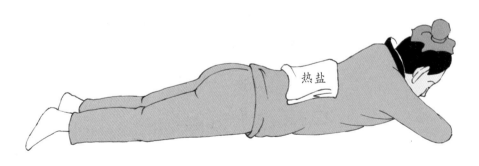

热敷

在受伤 72 小时后，可改用局部热敷，推拿按摩，拔火罐等治疗，或食盐炒热布包敷患处，或用指尖、掌缘或半握拳均匀地敲击腰背部受伤部位。

热敷和理疗可促进瘀血的吸收和血液循环，使软组织尽快修复。

如何预防腰扭伤

要加强体育锻炼，尤其要经常进行腰部伸展运动，加强腰背肌肉的力量，比如游泳、五点支撑等，可以加强身体主要支撑肌肉力量，使得急性腰扭伤的发生概率大大降低。

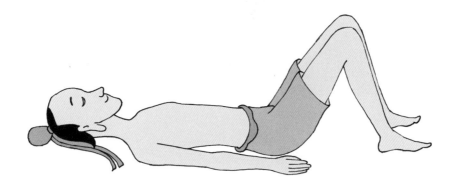

五点支撑法

锻炼时呈仰卧状，去枕屈膝，双肘部及背部顶住地面，腹部及臀部向上抬起，依靠双肩、双肘部和双脚这五点支撑起整个身体的重量。

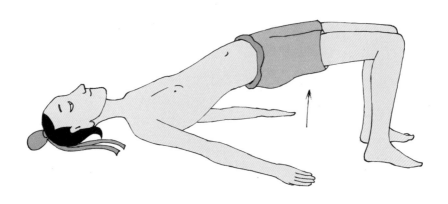

此动作持续5~10秒，然后放松腰部肌肉，臀部回落休息5秒。

附录

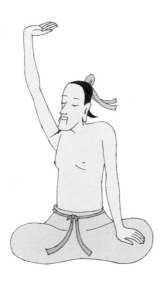

二十四节气导引坐功

　　两宋时期，随着道家学派的进一步壮大，出现了一批主张四时摄生与季节导引的道教养生家。他们依据《素问·四气调神论》等医学经典名著，并结合民间与编者本人的养生经验，对四时养生进行了进一步阐述和系统总结。其中较为出名的是"陈希夷二十四节气导引坐功法"，书中载有按二十四节气制定的相应的二十四种功法，这套功法常被明清之后的养生著作引用或转载，流传很广。

立春正月节坐功图

功法：每天 23：00-3：00，盘坐。

两手相叠按左大腿上。上体连头向右转，目视右后上方。呈耸引势，略停几秒，再缓缓转向左方，动作如右。左右各 15 次。然后上下牙齿相叩，即叩齿 36 次，漱津（即舌舐上腭，并两颊、上下齿唇间，此时唾液则增加分泌，养生家称为津液）几次，待津液满口分三次咽下，意想把津液送至丹田。如此漱津 3 次，一呼一吸为一息，如此三十六息而止。

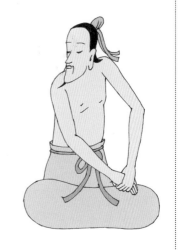

雨水正月中坐功图

功法：每天 23：00-3：00，盘坐。

两手相叠按右大腿上。上体向左转，颈项向左扭转牵引，略停数秒钟，再以同样动作转向右，左右各 15 次。再叩齿、漱津、吐纳，方法同前。

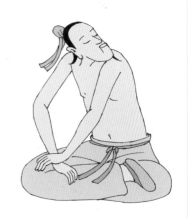

惊蛰二月节坐功图

功法：每天 1：00-5：00，盘坐。

两手握固。头项向左右缓缓转动各 4 次。两肘弯曲，前臂上抬与胸齐平，手心朝下，十指自然拳曲。两肘关节同时向后顿引、还原，如此反复做 30 次。然后如前做叩齿、漱津、吐纳而收功。

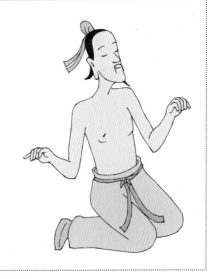

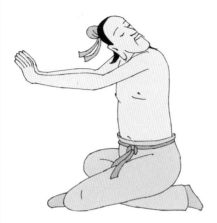

春分二月中坐功图

功法：每天 1：00—5：00，盘坐。

两手由体侧提到腋下，手心朝上，两手内旋，向正前方推出，使掌心向前，指尖向上，两臂伸直与肩同宽同高，同时头向左转动，两手收至腋下，同时头转向正前方。两手如前推出，头转向右侧，如此左右各做 42 次。然后如前叩齿、漱津、吐纳而收功。

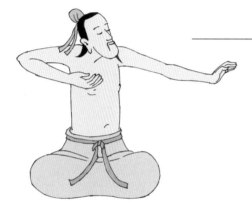

清明三月节坐功图

功法：每天 1：00—5：00。盘腿而坐，两手做挽弓动作。左右两手交换，动作相同，方向相反，各做 56 次。然后叩齿、漱津、吐纳而收功。

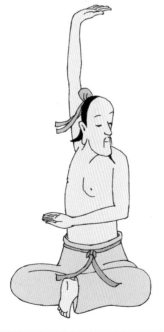

谷雨三月中坐功图

功法：每天 1：00—5：00，自然盘坐，右手上举托天，指尖朝左；左臂弯曲成直角，前臂平举在胸前，五指自然弯曲，手心朝胸，同时头向左转，目视左前方。然后左右交换，动作相同，各做 35 次。然后叩齿、漱津、吐纳而收功。

立夏四月节坐功图

功法：每天 3：00-7：00，一腿盘坐，一腿弯曲屈膝，两手交叉抱膝，手与膝力保持 3 秒。两腿交替，左右各抱膝 35 次。最后叩齿、漱津、吐纳而收功。

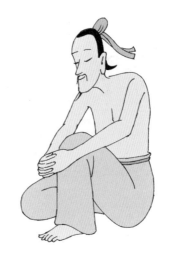

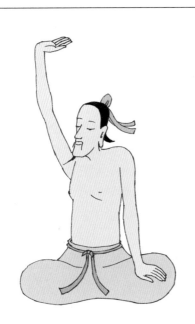

小满四月中坐功图

功法：每天 3：00-7：00，盘坐，左手按住左小腿部位，右手上举托天，指尖朝左。然后左右交换，动作相同，各做 15 次。最后叩齿、漱津、吐纳而收功。

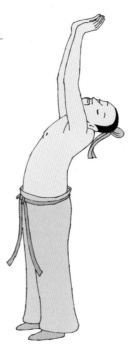

芒种五月节行动图

功法：每天 3：00-7：00，起立，两足分开与肩同宽，两手由胸前上提，手心向上，然后外旋，向上托起，两臂伸直，手心向上，十指尖朝后，腹向前挺，背向后压，头后仰，目视双手，略停数秒钟，双手经体侧徐徐下落。如此反复做 35 次。最后做叩齿、漱津、吐纳而收功。

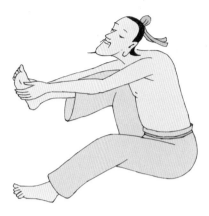

夏至五月中坐功图

功法：每天3：00-7：00，屈膝蹲坐，两臂伸直，十指交叉，手心向胸，以右足踏手心中，足向外蹬，手往里拉，蹬拉相争，约3秒。换左足踏，同样动作，左右各做35次。然后叩齿、漱津、吐纳而收功。

小暑六月节坐功图

功法：每天1：00-5：00，两手于背后撑地，十指指尖朝后，胳膊伸直，左腿向前伸直，足跟着地，右腿折叠使大腿压住小腿，目视在足尖，并使身体重心向后移，然后向前移。如此两足交换，动作相同，各做15次。最后做叩齿、漱津、吐纳而收功。

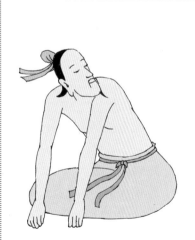

大暑六月中坐功图

功法：每天1：00-5：00，盘坐，双手握拳挂在腿前，两臂伸直与肩同宽，两拳眼相对，身体重心前移，上体前俯，扭项转头向左右上方虎视。重心后移，头转向前；重心再前移，头转向右。动作相同，方向相反，左右各做15次。然后叩齿、漱津、吐纳而收功。

视频讲透黄帝内经·二十四节气

立秋七月节坐功图

功法：每天1：00-5：00，盘坐，上体前俯，两臂伸直以撑地，两臂分开与肩同宽。然后含胸缩体，闭住呼吸，耸身向上，重心前移，稍停，还原，如此反复做56次。然后叩齿、漱津、吐纳而收功。

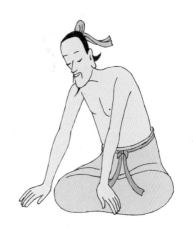

处暑七月中坐功图

功法：每天1：00-5：00，正坐，转头向左上方举引，再缓缓转向右后上方举引；同时用两手半握拳，反向后捶腰背。每转头1次，捶背6次。头向左右各转35次。然后叩齿、漱津、吐纳而收功。

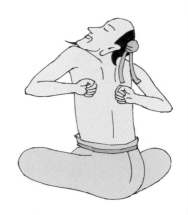

白露八月节坐功图

功法：每天1：00-5：00，盘坐，两手按膝，头缓缓转，向左向右各推引15次。然后叩齿、漱津、吐纳，方法同前。

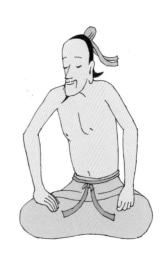

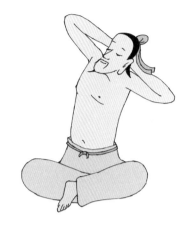

秋分八月中坐功图

功法：每天1：00-5：00，盘坐，两手掩耳，十指向后相对，上体向左侧倾，至极而止。再慢慢向右侧倾。左右动作相同，方向相反，各做15次。然后叩齿、漱津、吐纳，方法同前。

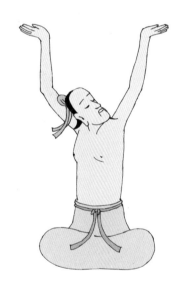

寒露九月节坐功图

功法：每天1：00-5：00，盘坐，两手心向上，十指指尖相对，缓缓上提至乳胸前，两手前臂内旋，双手慢慢向上托起，手心朝上，指尖分别朝左右侧方向，两臂伸直，且呈开放型。身体上耸，头转向左，手心翻向下，两臂由体侧缓缓放下，如此反复做15次。然后叩齿、漱津，方法同前。

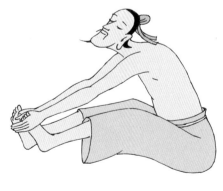

霜降九月中坐功图

功法：每天1：00-5：00，向前伸腿而坐，两手分别向前盘住左、右足底，膝关节弯曲。然后足向前蹬，手向后扳，力争数秒钟，屈膝，两臂随之弯曲，如此反复做35次。然后叩齿、漱津、吐纳，收功，方法同前。

立冬十月节坐功图

功法：每天1：00-5：00，盘坐。两手由体侧提到胸前，手心朝上，两臂随后缓缓落下，头转向正前方，两手臂再重复上述动作，头转向左，动作相同，左右相反，各15次。然后叩齿、漱津、吐纳，方法同前。

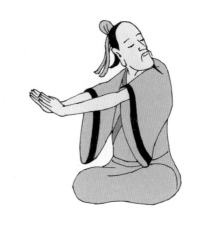

小雪十月中坐功图

功法：每天1：00-5：00，盘坐，左手按住膝部，手指朝外，右手挽住左肘关节，并用力向右拉，左肘用力向左相持数秒，左右各15次。然后叩齿、漱津、吐纳，方法同前。

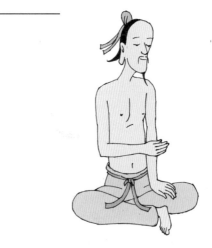

大雪十一月节行动图

功法：每天23：00-3：00，起身站立，两足左右分开约与肩同宽，膝关节稍曲，两臂伸直外展平举，手心朝外，指尖朝上，抬腿原地踏步走若干。然后叩齿、漱津、吐纳，方法同前。

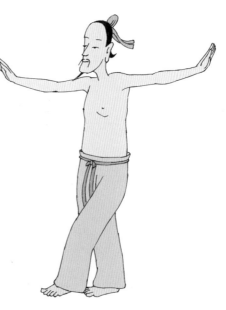

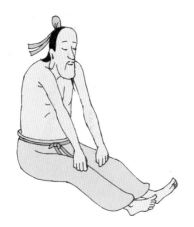

冬至十一月中坐功图

功法：每天23：00-3：00，起身平坐，两腿前伸，左右分开，与肩同宽，两手半握拳，按在两膝上，使肘关节分别朝向左右斜前方，拳眼向腹，拳心朝外，上身前俯，极力以拳压膝；重心后移，用拳轻轻按膝，如此做15次。然后叩齿、漱津、吐纳，方法同前。

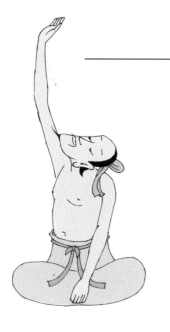

小寒十二月节坐功图

功法：每天23：00-3：00，盘坐，右大腿压在左小腿上，右小腿稍向前放，左手掌按在右足掌内上方，右手极力向上托天，手心朝上，指尖朝右方向，转头目视上托之手。然后，左右手足交换，动作相同，左右各15次。最后叩齿、漱津、吐纳，方法同前。

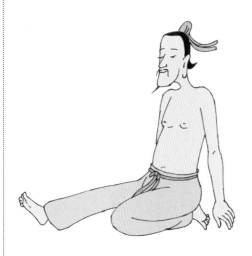

大寒十二月中坐功图

功法：每天23：00-3：00，单腿跪坐，即一腿前伸，另一腿跪在床上，前足掌着地，臀部坐在后足后跟上，上体后仰，以两臂分别在身后左右侧撑地，指尖朝向斜后方，身体重心后移，再前移。两腿互相交换进行，左右各15次。然后叩齿、漱津、吐纳，方法同前。